医者が患者に教えない病気の真実

江田　証

幻冬舎文庫

医者が患者に教えない

病気の真実

医者が患者に教えない病気の真実　目次

2章＊なぜあなたの病気はよくならないのか

3章＊若々しく長生きするためのアンチエイジング法

4章＊胃の音を聞けば、病気の原因がわかる

5章＊胃から病気を治す、即効レシピ

DTP　美創
本文イラスト　木下もへ

文庫版序章

「エリート」に多いお腹の病気とは？

世界中で、そして日本でも10人にひとりが苦しんでいる病気があります。あなたの家族や恋人も悩んでいるかもしれません。

社会的に地位が高い人、高収入、高学歴の都会暮らしに多いこの病気が今、脚光を浴びています。

この病気、実は地球規模の健康問題となっています。アジア全体では全人口の9・6％を占め、日本人では実に13・1％がこの病気に悩んでいるのです。

そんな「リア充」に多い病気とは、「過敏性腸症候群」という病気です。

下痢、お腹のゴロゴロ、張り、痛み……。日頃から腸の調子がすぐれず悩んでいる人は本当にたくさんいます。過敏性腸症候群とは、大腸内視鏡などの検査を行っても目に見える異常がないにもかかわらず、下痢、腹痛などの症状に悩まされる病気です。主にストレスや幼少期のトラウマなどに原因があると考えられてきた病気で、感受性が強くストレスを受けやすい10~30代の若い人に多く、入学・入社・異動の時期に、とくに発症しやすいのが特徴です。

また都市に住む人に多く、世界的な都市化の波によるストレスやPM2・5などの環境汚染物質が腸の炎症を悪化させることを反映しています。

■腸内細菌健康法にだまされるな

世の中は、「腸内細菌ブーム」。書店に行けば、「腸内フローラで健康に」「腸内細菌を整えてアンチエイジング」「腸を整えてやせる!」などの書籍、雑誌がずらっと並んでいます。

しかし、この「腸内細菌健康法」ブームによって、かえってお腹の調子を崩している、腸内細菌健康法「難民」がいるのをご存じでしょうか?

しかも、この事実をまだ日本の医師の90%は知らないのが現状です。

それは、腸の症状がまったくない人と、過敏性腸症候群の人に対する食事法や対処法はまったく逆だ、ということです。

つまり、一般的な腸の健康書に書かれているような食事法をしていると、もともと腸の調子が悪い人はさらに症状が悪化してしまう可能性があるのです。

腸内細菌がつくる代謝産物とは

さまざまな「腸内フローラ健康書」に書かれていることをいったん復習してみましょう。

「腸内細菌にはさまざまな種類がありますが、腸内環境を整えるには、できるだけたくさんの種類の腸内細菌がいたほうがよいのです。」

はい。こうやってたくさんの本には書いてありますね。

そのとおりです。

「腸内細菌の『多様性』が腸の粘膜のバリア機能を高め、免疫力を向上させます。

そして、腸内細菌の多様性を高めるには、腸内細菌のエサとなる食べ物の種類を増やすことが重要です。

　なるべくたくさんの種類の食べ物を食べることが大切。同じものばかりを食べていると、腸内細菌の種類が減ってしまい、同じ菌ばかりが増えてしまいます。この状態を『ディスバイオーシス』と呼び、腸内環境の劣化を招きます。」

　はい。健康書をたくさん読んでいる方にとっては、もう耳にタコができているかもしれませんね。

「だから、アスパラガス、ネギ、豆、ゴボウなど食物繊維を摂り、納豆、キムチなどの発酵食品、オリゴ糖などの特定保健用食品（トクホ）などを摂りましょう」、ということです。

　ただ、これを忠実に実行しているにもかかわらず、一向にお腹の調子がすぐれず、失望や不信感を覚えている人がたくさんいるのはなぜでしょうか。

　さて、次に行きます。

「腸内細菌の働きとして新しく解明されてきた重要なことがある。腸内細菌は、ただ腸の中にすんでいるだけではなく、腸の粘膜の健康維持に欠かすことのできない代謝産物をつくっているということ。

その代表的な代謝産物が以下の3つ。

腸内細菌が腸内でつくる『乳酸《にゅうさん》』。これは腸の粘膜の細胞のエネルギー源となって、腸の細胞が増えるのを助ける。

また、腸内細菌が腸内でつくる『酪酸《らくさん》』。これは腸の免疫細胞が成長するのを助け、免疫力を強くする。

最後に腸内細菌が腸内でつくる『酢酸《さくさん》』。これは腸の細胞のバリア機能を高めることで、感染症を予防する。

このように、腸内細菌はただ腸の中で生きているだけではなく、腸の中で、乳酸、酪酸、酢酸や、プロピオン酸などのいろいろな代謝産物をつくっており、それが血液中に入り循環することで、私たちの体全体に大きな影響を与えているのです。」

はい。以上が腸内フローラの「常識」でした。

誰もがあてはまるわけではない「腸内細菌健康法」

以上のことはお腹の症状がない人にとっては有益な健康法の情報です。

しかし、かんじんの腸の辛《つら》い症状で悩んでいる過敏性腸症候群の人の腸内細菌を調べてみると、意外なことが判明してきました。それは、下痢や腹痛などの症状が強い重症な人ほど、前述した腸内細菌がつくる代謝産物（酢酸、プロピオン酸など）が過剰なのです。

前述のとおり、本来、腸内細菌が腸内で産生する乳酸やプロピオン酸などは適量であれば腸の健康によい影響を及ぼすものです。しかし、過剰になれば下痢や腹痛などの症状を悪化させるということなのです。

ではなぜ、過敏性腸症候群の人では、代謝産物が過剰状態になってしまうのでしょうか？

最近の研究によりわかったこと。それは、過敏性腸症候群の人の腸内では、「ラクトバチラス」という細菌と「ヴァイロネラ」という細菌が増えていることです。「ラクトバチラス」はグルコースを乳酸に代謝する細菌で、「ヴァイロネラ」は、乳酸を酢酸やプロピオン酸に分解する細菌です。

なんらかの原因によるこれらの細菌の増加が、酢酸などの代謝産物を増やし、症状を悪くしていたのです。

つまり、腸の健康法の本を読んで、辛い腸の症状を軽くしようとまじめに実行すればするほど、症状が悪化してしまう人がいるのは腸内細菌の差が原因だったのです。もともと腸内細菌はかなり多様で個人差があります。現在指紋で行われている犯罪捜査は、将来は手についた腸内細菌によって行われるだろうと言われているくらい個人個人違うのです。ですから、腸内細菌健康法も、十把《じっぱ》一絡《ひとから》げに論じることなどできないのです。この個人差を大切にしないと健康法も毒になりうるのです。

なぜ、「ライザップ」に通うとお腹の調子がよくなるのか？

昨今、「炭水化物制限ダイエット」が流行しています。

生島ヒロシさんなどの芸能人を起用し、短期間で減量に成功させたテレビＣＭで一世を風靡した「ライザップ」というジム。ここでも炭水化物制限食を指導されます。

私のクリニックにもライザップに通う患者さんがいます。患者さんをよく観察してみると、ライザップに通う過敏性腸症候群の患者さんはお腹の症状が改善する人が多いのです。

下痢、便秘、お腹のゴロゴロ、張り、痛み……。

その原因のひとつが、実は、「糖質」にあるからです。

そんな弱った腸を助けてくれるのが「低フォドマップダイエット（低ＦＯＤＭＡＰ食）」です。過敏性腸症候群の新しい食事法としてオーストラリアのモナッシュ大学にて開発され、最も権威のある消化器系の医学誌「Gastroenterology」誌など、たくさんの医学論文でその有効性が証明されています。

ＦＯＤＭＡＰ《フォドマップ》とは、ある種の糖質のことです。「発酵性のオリゴ糖類」「二糖類」「単糖類」「ポリオール類」のアルファベット表記の頭文字に「ＡＮＤ」を加えて並べたもの。

これらの糖質を避けた食事を３週間続けると、約７割５分の過敏性腸症候群の人で胃腸の調子が回復するという論文が出ています。腸内細菌が産生する過剰な代謝産物も減って症状が楽になるのです。ＦＯＤＭＡＰは以下のものです。

・ガラクタン（ガラクトースの重合体）……レンズ豆、ひよこ豆などの豆類に含まれる。

― 特定の糖質「FODMAP《フォドマップ》」ってなに？ ―

FODMAPとは、炭水化物などに含まれ過敏性腸症候群の症状を悪化させると考えられる特定の糖質の略称。これらの糖質を含む食品を摂ると、腸の運動が過敏になり、ガスが増える。

FO Fermentable Oligosaccharides
(発酵性のオリゴ糖類)

ガラクタン（ガラクトースの重合体）
レンズ豆、ひよこ豆などの豆類に含まれる。

フルクタン（フルクトースの重合体）
小麦やタマネギなどに含まれる。

D Disaccharides（二糖類）

乳糖（ラクトース）
高乳糖食（牛乳、ヨーグルト）に含まれる。

M Monosaccharides（単糖類）

フルクトース
果糖。果実、ハチミツなどに含まれる糖の一種。

And

P Polyols（ポリオール類）

ポリオール（ソルビトール、キシリトール）
マッシュルームやカリフラワー、果物類に含まれる。

・フルクタン（フルクトースの重合体）……小麦やタマネギなどに含まれる。
・乳糖（ラクトース）……高乳糖食（牛乳、ヨーグルト）に含まれる。
・フルクトース……果糖。果実、ハチミツなどに含まれる糖の一種。
・ポリオール（ソルビトール、キシリトール）……マッシュルームやカリフラワーなどに含まれる。

これらの「糖質」は小腸で非常に吸収されにくい特徴があります。

このため、これらを摂ると小腸の中で糖質の濃さ（浸透圧）が高まります。

すると、人間の腸は、濃いものを薄めようとする性質があるため、この浸透圧の高まりによって血管内から腸管内に水分が過剰にひきこまれます。結果として、小腸内に過剰に水分が貯留することになります。すると、これにより小腸が刺激されて運動が異常に高まり、お腹がゴロゴロしたり、下痢や痛みが出たりするのです。

また、小腸で吸収されにくいこれらの「糖質」は大腸まで到達し、大腸内の腸内細菌と反応して異常な発酵を起こすのです。発酵により水素ガスがたくさん生産されるため、ガスが増え、お腹の張りや便秘の引き金になります。さらに、異常発酵は乳酸、酢酸、プロピオン酸などの代謝産物を大量につくり出し、下痢や腹痛を招くというわけです。過敏性腸症候群に対して低FODMAP食は、症状の改善に有効だと認められています。

2006年にオーストラリアで行われた研究によると、62人の過敏性腸症候群患者に低FODMAP食を実施してもらったところ、90％近くの症状が改善しました。2014年には、オーストラリアで行われた研究が前掲の医学誌「Gastroenterology」に報告されています。過敏性腸症候群の患者を、（1）3週間にわたって低FODMAP食を食べたグループと、（2）通常食を食べたグループに分け、ランダム化比較試験を行ったところ、（1）のグループの70％の症状が大きく改善したのです。

注目の低フォドマップダイエットとは？

日頃から胃腸の具合が悪い人は高FODMAP食を控え、代わりに低FODMAP食を摂ることがすすめられます。代表的な低FODMAP食を27ページ以降に挙げました。

お腹によいといわれているヨーグルトや牛乳には乳糖が含まれます。一般的な〝腸の常識〟とは逆で、過敏性腸症候群の人は一度に食べる量を減らす必要があります。食べ過ぎに注意なのです。

小麦、大麦、大豆、アスパラガス、ゴボウなどにはオリゴ糖が豊富に含まれています。オリゴ糖は、腸の健康によい影響を与えるとして「トクホ」に認定されていますが、これも同じでトクホが逆効果になる人もいるのです。納豆やキムチなど発酵食品も大腸内で発酵を促進するため、過敏性腸症候群の人は控えたほうがいいものとされています。

フルクタン、ガラクタンなどのオリゴ糖類を含む小麦、タマネギ、レンズ豆、ひよこ豆を控える。特にタマネギを控えることが重要です。甘味料として使われるソルビトール、キシリトールなどのポリオール類が使用されている食品を避ける。高乳糖食のヨーグルトや牛乳、高果糖食のハチミツ、リンゴやモモなどの果物の摂取量を減らします。こうした食事を心がければ、過敏性腸症候群の腸の調子は回復します。

オーストラリアや米国などで推奨されている低ＦＯＤＭＡＰ食事法は、３週間はＦＯＤＭＡＰの高い食品をすべて避け、その後、食事日誌をつけながら徐々にＦＯＤＭ

APの高い食品の摂取をひとつずつ再開していき、その過程で原因食品を特定していくというものです。厳密に実践するのは難しいかもしれませんが、研究では、意識して高FODMAP食の摂取量を減らすだけでも、症状が改善することがわかっています。また必要な栄養は代替食ですべて摂ることができます。低FODMAP食は、糖尿病患者にも適しており、潰瘍性大腸炎やクローン病など腸の病気（炎症性腸疾患〈IBD〉）の人の症状も軽くします。なぜなら、IBDを持つ人は一般の人よりも乳糖とフルクトースの吸収不良を持っている率が高いことが研究からわかっているからです。

先述したとおり、日本の医師はほとんどこの食事法を知らず、患者に指導もされていません。米国では栄養士が指導しているのに、です。ぜひ、お腹の調子にお悩みの方は、試してみてください。

ただ、低FODMAP食事法は、あくまでも胃腸の調子が悪い人に向けたもの。まったく問題ない健康な人が実践すると、かえって有用な腸内細菌の代謝産物を減らしてしまうこともあります。しかし、普段から、腸の不調に悩んでいる人はまさに試してみる価値ありです！　なぜなら、過敏性腸症候群の症状を苦に自殺する人までいるのですから。

最近注目されているグルテンフリー食も過敏性腸症候群に効果が期待されますが、今のところ科学的にその有効性は確認されていません。それよりも低ＦＯＤＭＡＰ食のほうが科学的にも有効性が高いことが研究で確認されています。

こうした「医者が患者に教えない病気の真実」を知るだけで、命すら救われる人はたくさんいるのです。次ページからの低ＦＯＤＭＡＰ食一覧表をもとに、毎日の食事も検討してみてください。

── 低FODMAP食一覧表で「強い胃腸」をつくろう！ ──

果物

FODMAPが高いもの	FODMAPが低いもの
リンゴ	バナナ
スイカ	イチゴ
あんず	ココナッツ
モモ	ブドウ
ナシ	メロン
グレープフルーツ	オレンジ
アボカド	キウイ
ライチ	ネーブルオレンジ
柿	レモン
西洋ナシ	キンカン
パパイヤ	パイナップル
サクランボ	ザボン
ドライフルーツ	ライム
干しブドウ	ラズベリー
プルーン	ブルーベリー
ザクロ	クランベリー
ブラックベリー(キイチゴ)	タンジェリン
イチジク	ドリアン
グアバ	ドラゴンフルーツ
スモモ	栗
プラム	
これらを含んだジュース	

野菜・豆類

FODMAPが高いもの	FODMAPが低いもの
アスパラガス	ナス
豆	トマト
ラッキョウ	ミニトマト
ひよこ豆	ブロッコリー
レンズ豆	ニンジン
サヤエンドウ	じゃがいも(1個まで)

ピーマン	ホウレンソウ
ネギ	かぼちゃ
大豆	サツマイモ(半分まで)
納豆	キュウリ
ニンニク	ショウガ
ニラ	オリーブ
タマネギ	オクラ
枝豆	レタス
ちりめんキャベツ(サボイ)	たけのこ
カリフラワー	もやし
ゴボウ	チンゲンサイ
セロリ	セロリ(少量まで)
キムチ	白菜
マッシュルーム	カブ
キクイモ	ヤムイモ
	ズッキーニ
	パセリ
	パースニップ
	ラディッシュ
	ふつうのキャベツ
	ゴーヤ

穀物

FODMAP が高いもの	FODMAP が低いもの
大麦	ソバ
小麦	米
ライ麦	すし(納豆まき以外)
コーン、スイートコーン	米粉
パン(大麦、小麦、ライ麦)	米粉パン
ケーキ、パンケーキ	米粉ケーキ
シリアル(穀物、ドライフルーツ、ハチミツ)	米粉ラーメン
クッキー	グルテンフリーのパン
トウモロコシ	グルテンフリーの穀粉
パスタ	グルテンフリーの焼き菓子
ラーメン(小麦)、カップラーメン	グルテンフリーのめん
ペストリー(ケーキなど焼き菓子)	シリアル(米、オート麦)

パイ	オート麦
ピザ	ポップコーン
ソウメン	ポテトチップス(少量)
うどん	タコス
クスクス(小麦)	タピオカ
フライドポテト	オートミール
お好み焼き	ポテトスターチ
たこ焼き	コーンスターチ
	コーンミール
	スターチ

毎日の食材

FODMAP が高いもの	FODMAP が低いもの
牛乳	ココナッツミルク
ラクトースを含む乳製品	ココナッツウォーター
乳(ヤギ、ロバ、羊)	アーモンドミルク
アイスクリーム	豆乳
ヨーグルト	ラクトースフリーのミルク
ホエイ(乳清)	ラクトースフリーのクリーム
チーズ	ラクトースフリーのアイスクリーム
チーズフォンデュ	ラクトースフリーのヨーグルト
バターミルク	マーガリン(牛乳を含まないものがベター)
ミルクチョコレート	バター
コーヒークリーム	ブリーチーズ
ヌガークリーム	バターチーズ
コンデンスミルク	カマンベールチーズ
カッテージチーズ	チェダーチーズ
ブルーチーズ	ゴルゴンゾーラチーズ
クリームチーズ	モッツァレラチーズ
クリームヨーグルト	パルメザンチーズ
プロセスチーズ	
プディング	
サワーミルク	
ホイップクリーム	

飲みもの

FODMAPが高いもの	FODMAPが低いもの
アップルジュース	紅茶
マンゴージュース	コーヒー(何も入れないpure coffee)
オレンジジュース	緑茶
ナシジュース	レモンジュース
フルーツジュース	クランベリージュース
レモネード(甘いもの)	ジン
ウーロン茶	ウォッカ
ハーブティー(強いもの)	ウイスキー
麦芽コーヒー	ドライなワイン(甘くないワイン)
シリアルコーヒー(穀物飲料)	ドライなスパークリングワイン
チャイ(強いもの)	ビール(1杯まで)
カモミールティー	タピオカティー
ハチミツ入りジュース	チャイ(弱いもの)
チコリーコーヒー	レモネード(甘くないもの)
エナジードリンク	水、ミネラルウォーター
マルチビタミンジュース	ペパーミントティー
シードル(リンゴ酒)	白茶(ホワイトティー:中国茶)
甘いワイン(ドライ以外はダメ)	日本酒
ラム	
シェリー	
ポートワイン	
甘いスパークリングワイン(ドライ以外はダメ)	
ラッシー	

加工食品・生鮮食品など

FODMAPが高いもの	FODMAPが低いもの
ナッツ	
カシューナッツ	アーモンド
ピスタチオ	ヘーゼルナッツ
	クルミ
	ピーナッツ
	松の実

スパイス	
ワサビ	ミント
	チリ
	トウガラシ
肉・魚	
かんづめの魚	ベーコン
ソーセージ	ビーフ(赤身)
	チキン
	卵・魚
	ハム
	ラム
	シーフード

その他(調味料など)

FODMAP が高いもの	FODMAP が低いもの
ハチミツ	マヨネーズ(3スプーンまで)
オリゴ糖	オリーブオイル
コーンシロップ(果糖ブドウ糖液としてジュースに入っている)	豆腐
ソルビトール、キシリトールなどの甘味料	酢
アップルソース	缶トマト
ケチャップ	ココア
カスタード	ココナッツオイル
バーベキューソース	ココナッツクリーム
カレーソース	魚油
ブイヨン	キャノーラ油
かんづめのフルーツ	オイスターソース
インスタントのソース	ウスターソース
固形のスープの素	マーマレード
	ピーナッツバター
	酵母
	メープルシロップ
	味噌

1章 ＊ピロリ菌があなたのカラダを蝕《むしば》んでいる

胃がんは遺伝ではなく、ピロリ菌で感染する

私は、無医村出身の医師です。

幼いころ、私はたくさんのお年寄りにかわいがられて育ちました。いつも近所のお年寄りが私の家に遊びに来て、縁側で情感溢《あふ》れる話をしてくれました。

お年寄りは、他人が困っていると、必ず手を差し伸べ、相互に助け合いながら暮らしていました。幼い私は、そんなお年寄りが大好きで、将来は、そんなお年寄りを助けられる仕事につきたい、とぼんやりと思っていたほどです。

そんな私に、やがて転機が訪れました。近所に住んでいたおじいさんが、胃がんで亡くなったのです。それからすぐに、これまた近所の家に住んでいたおばあさんが亡くなりました。やはり胃がんでした。

それ以来、私をかわいがってくれていた**お年寄りが次々と胃がんで亡くなっていったのです**。幼な心に、恐怖を感じたのを覚えています。

そこで「胃がんはうつるの？」と両親に聞きました。

親は「がんはうつらないよ」と言ったような気がします。

しかし、あれから40年が経って、まさに胃がんがピロリ菌という細菌によってひき起こされる『うつる病気』であることが解明され、私も胃がん研究の一助を担い、英文誌の巻頭論文として「胃が腸化するメカニズム」について発表することができました。大きな感慨を覚えます。胃にピロリ菌が感染することで胃の粘膜が腸の粘膜に変化し、これが胃がん発生の母地になることがわかったのです。

私は大好きな近所のお年寄りたちの命を奪った胃がんが憎くて憎くて、小学校のころに医師を志しました。

私が生まれたのは、**近くに医療機関がなく、女性の寿命が町で一番短い場所**でした。遠くまで行かなくては医者にかかれず、高血圧や高脂血症などの生活習慣病の治療はついつい通院が途切れがちになり、がんは末期になるまで診断されなかったからです。「嫁が医者にかかるなど、もったいないことだ」という、古い因習もあったのではないでしょうか。女性は姑に仕え、辛抱強く耐えた、古い日本の山間部です。女性が報われなかった、古き日本の姿がそこにありました。

「胃の腸化」が胃がんの発生に関わっている

私はこの生まれ故郷のために何とか新しい医学を学ぶんだ、と小学生ながら悲壮な覚悟があったのを覚えています。

父親は公立学校の教師であり、私立大学の医学部は、学費が年間一千万円もかかる上に多額の寄付金も必要なことから一般庶民の家庭では入学は考えられませんでした。

決して頭の良くなかった私は、一生懸命勉強して国立大学の医学部で学びました。

そして、幼少のころからの宿敵である胃がんとたたかうために、消化器内科を志したのです。

自治医科大学では、菅野健太郎教授のご指導のもと、胃がん発生のメカニズムについて研究し、**胃がんの前がん病変である腸上皮化《ちょうじょうひか》生《せい》の研究**に取り組みました。

そして、ピロリ菌の感染によって起こる「胃の腸化」が胃がんの発生に重要なこと、「腸化」にはCDX2遺伝子が重要な働きをしていることを世界で初めて英文論文で発表できたのです。データは米国消化器病学会（AGA）で発表し、この論文は、由緒ある日本消化器病学会奨励賞を受賞しました。

この賞は、私の生まれ故郷の、今は亡き、なつかしいお年寄りが受賞した賞です。

今もこの論文は、世界中で引用され続けています。無医村の悲哀を感じながら育った私と、今は亡きお年寄りの魂が書いた論文が、世界中の医学者たちの役に立ち、将来本当に胃がんが撲滅される日が来ることを願ってやみません。

それからも私は、胃だけではなく、**食道がんの原因となる「食道の腸化」がやはり、CDX2遺伝子によって引き起こされる**ことを英文論文で報告するなど、大学医局における同期の医師の中で最多の論文を書き、全国で発表を続けていきました。

同時におびただしい数の内視鏡検査を行ないながら、臨床の技術を習得し、忙しい野戦病院のような第一線の病院で、夜間休日問わず呼び出されながら、吐血に下血、腹膜炎や腸管破裂などの重症な病気を診断治療して、臨床の腕を身につけていったのでした。

そんなとき、実家の向かいのおばあちゃんがまたしても胃がんで亡くなったのです。

私が医学部に合格したとき、涙を流して喜んでくれたおばあちゃんです。これまでの近所のお年寄りと同じように、症状が現れてから胃カメラを受けたときにはすでに末期で手遅れだったのです。

もし、私がおばあちゃんに無理にでも胃カメラをすすめて検査をしていたら、と思うと悔しくてたまりませんでした。おばあちゃんを助けられたのに……。

いくら大学で最先端の研究をしていても、大学というところは故郷の人々には敷居が高く、縁遠い白い巨塔であること、実際に人を治してこそ、幼いころに志した医師の姿であることを思い、地元のへき地に開業する決意を新たにしたのです。

近年、地方に医師が不足して困っていると聞きます。多くの医療関係者が、**田舎で医者として働くことにはリスクがある**と言います。地方を嫌う彼らは、教育環境や生活する上での利便性の悪さを理由に挙げることが多いようです。

たしかに、私が校医を務めている母校の小学校は1学年に4人しか生徒がいません。2学年がいっしょに授業を受ける複式学級です。受験教育を行なうのにはあきらかにリスクがあるでしょう。

また、本屋に医学書を買いに行くのは、東京に住んでいたころに比べると、とても時間がかかります。しかし、私はそれ以上のものがあると思うからこそ、故郷に帰ってきたのです。

ここには、先祖代々続く江田家があり、私という人間をつちかってくれた自然と人の輪があります。青春を過ごした故郷の情の厚い人たちが住んでいるのです。幼い私の頭をいつもなでながら「おまえは長男なんだから、必ずここに戻ってきて、みんなを治してあげるんだよ」と私に言い聞かせてくれた曽祖母。世のために人を治す医者になりたいと言っていた私を、曽祖母はとてもかわいがってくれました。

その曽祖母が93歳で寝たきりになってから半年間、一生懸命に面倒を見た両親と兄弟たち。その曽祖母は、わが家の畳の上で、家族や親戚に看取られながら、私に手を握られて亡くなりました。

私は、それに応える必要があったのです。だから「栃木の無医村などに病院を建てても患者さんなど来ませんよ」と、まわりの医師やコンサルタントに言われても、この**故郷にしっかりとしたクリニックを建てる**必要があったのです。

医師の中には、「あんな場所に開業するなんて、無謀な奴だ。すぐに潰れるさ」と陰口を言っている人もいるという噂を聞きました。

開業7年で毎日200人の患者さんが全国からやってくる

しかし、患者さんたちは違いました。私の志を「意気に感じ」てくださった方が多かったのです。

私がこの地に開業してから7年が経過しました。今や、遠くは神奈川、東京、千葉、群馬、茨城、埼玉、山形、秋田、新潟から、胃カメラや大腸カメラを受けに来ていただけるクリニックとなったのです。遠くから足をのばし、毎日200名前後の患者さんがいらっしゃいます。

開院してから、大腸がん、胃がん、膵臓《すいぞう》がん、肝臓がん、胆管《たんかん》がん、胆のうがん、肺がん、尿管がん、乳がん、脳腫瘍などの多くの悪性疾患を診断することができました。2センチまでの**大腸がんや大腸ポリープは、毎日、内視鏡的にクリニック内で切除**しています。

そして、赤ん坊だったころ、私を抱いてあやしてくれた故郷の人々の胃がんや大腸がんを早期にたくさん見つけて、救命できました。

今も毎日、**早期がんを見つけ、早期に治療することで、がんが克服**されています。それが小学生のころからの夢でした。

私は幸せです。人間はどこに還《かえ》るのか、がとても大切だし、人間には還る場所が必要なのです。今まで学んできた技術と知識を、愛する故郷の人々に生かすことができる私は、本当に幸せな男だと思います。

医療水準の地域格差が拡大していることが問題となっています。医師を地域に戻すにはどうしたらいいのか、さまざまな場所で議論されています。給与を上げたらいい、とか、宿舎を豪華にしよう、といった議論です。

しかし、私はそんな論調は間違っていると思います。なぜなら、医師は目先の利益だけを望んではいないからです。仕事を通してやりがいが得られ、愛する患者さんに必要とされ、感謝される喜びを望んでいるのだと思います。

大部分の医師は、患者さんのためを心から思い、高い志を支えに厳しい勤務についてきているのです。

人は、誰もがいつかは老いて、死んでいくのです。病めば、さみしくなり、病んだことを後悔したり、自分を責めたり、不安と苦悩に苛《さいな》まれます。そういった状態にある**同胞である人間を癒やし、苦患《くげん》を減じようとするのが医療の原点**ではないでしょうか。

医療はあなたのためにあるのです。

そして、その患者さんが、幼いころからその喜びも悲しみもともにしてきた故郷の人ならば、医師として本当にありがたいことです。

開業時は、毎日が嵐のような忙しい日々でした。

開業して数か月経ったある晴れた日、私は小高い丘を登り、墓参りをしました。そして、先祖代々の墓石を抱きしめて言いました。

「おばあちゃん、あなたのおかげで戻りましたよ。ありがとう、おばあちゃん」

病気になりにくい人の胃は、きれいなピンク色

私は、毎日200人近くの患者さんの診療をしています。そして、数多くの内視鏡検査も行なっています。胃と大腸を合わせると、これまでに5万件ほどの内視鏡検査を行なったでしょうか。

毎日、検査を行なう中で、実感としてわかったことがあります。それは、「健康な人の胃は美しい」ということです。

私のクリニックに通院している患者さんは、中学生から100歳の人まで、さまざまな年代の方がいます。健康で病気になりにくい方の胃は、**100歳になっても、ピンク色で美しい**のです。つやつや、つるつるしていて、光沢があります。

それに対して、脳梗塞、心筋梗塞などの血管の病気や糖尿病、高脂血症などの生活習慣病、はたまた、がんを持っている方の胃はどうでしょう。30歳でも、褐色調に色あせ、厚みも薄くなった胃をしていることが多いのです。

胃は、体の中心に位置する重要な臓器です。大きさは、にぎりこぶし2個程度です。あなたは胃のことを、食べ物を細かくかみ砕き、単に消化を助ける臓器だと思っていませんか？

もちろん、それも役割のひとつです。しかし、それだけではなく、胃は、全身の健康と深く関わっていることがわかってきたのです。

日本人に問題なのは、胃がんだけではありません。驚くべき事実があります。日本人の胃の6割、つまり**2人に1人以上の人の胃は薄くペラペラになってしまっている**のです。ということは、かなりの確率で、あなたの胃も、粘膜が薄くなり、ペラペラとなり、粘膜の下の血管が透けて見える状態になっているということです。

正常な人の胃は、きれいなピンク色をしています。しかし、胃炎が長い間続き、炎症がじわじわと長引くと、胃の粘膜が傷ついて老化します。30歳くらいから次第に粘膜が色あせ、白っぽくなり、薄くペラペラになっていくのです。これを「萎縮性胃炎」といいます。

さらに進行すると、40歳くらいから、生まれたときには、つるつるしていた胃の粘膜が、でこぼこになり、凹凸が激しくなって、著しく老化していきます。

― 健康な人の胃と不健康な人の胃 ―

◎健康な人の胃

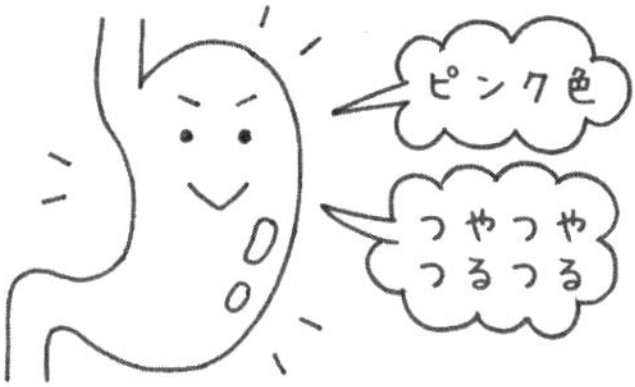

◎不健康な人の胃

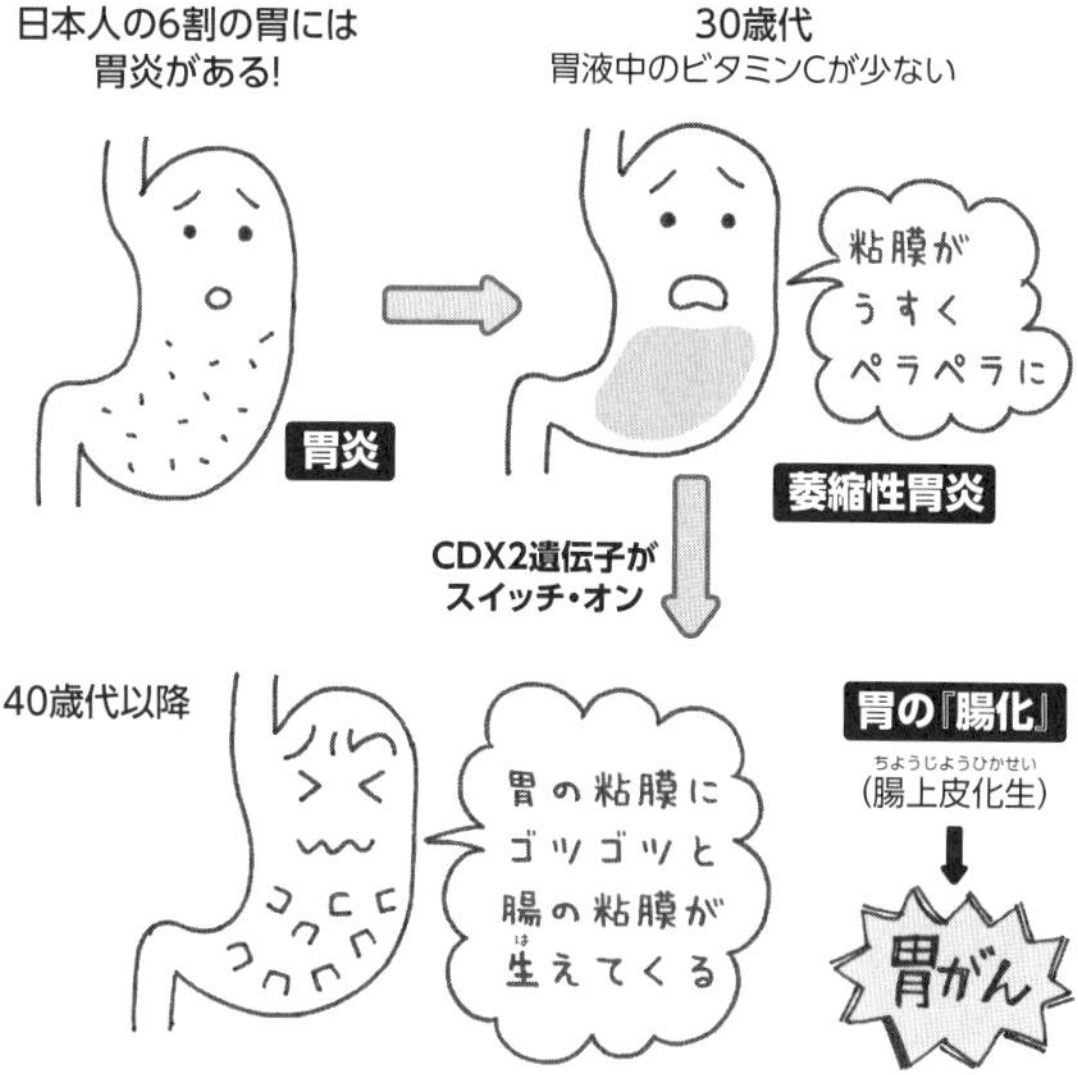

このごつごつした粘膜を調べると、なんと腸の粘膜なのです。慢性胃炎が長く続くと、胃が腸の粘膜に変化してしまう（腸上皮化生）のです。「腸化」した人の胃には胃がんがとても起こりやすくなります。そして、胃がペラペラな人の血管は動脈硬化が強く、血管年齢が高いことがわかっています。

その上胃がペラペラな人の血液はドロドロの傾向が強く、悪玉のコレステロールが高く、善玉のコレステロールが低くなってしまっていることが多いと報告されています。

それはなぜでしょうか。

体の中の局所に胃炎のような慢性的な「炎症」が存在すると、**全身の動脈硬化が進んでしまい、病的な老化やがんが生じやすい**ことがわかってきているのです。健康に生きるには、サイレント（無症状）な炎症を除去することが大切なのです。

母親から子どもへ口移しで伝染する

日本人の6割の人に胃炎があることは、すでに書きました。この慢性的胃炎が長く続くと、30歳くらいから、胃の粘膜が薄くペラペラになり、粘膜の下の血管が透けて見えるようになります。これを萎縮性胃炎と呼びます。

この萎縮性胃炎は、いわば胃が老化した状態で、長く続いた慢性的な炎症のせいで胃の細胞の遺伝子は、かなり傷ついた状態です。そして、**胃の中での萎縮性胃炎の広がりの面積と胃がんの発生率は、比例している**ことがわかってきました。

つまり、萎縮性胃炎が進み、胃がペラペラになった部分の面積が広ければ広いほど、胃がんになりやすいのです。胃がんは、胃の細胞の遺伝子に傷がついた結果、起こる病気です。胃のDNAに変化が生じることで、胃の細胞が異常に増殖してしまう状態になり、胃がん細胞ができてしまうのです。

日本人に胃がんが多いことはご存じだと思いますが、その理由は、萎縮性胃炎の人が多いからなのです。では、慢性胃炎やそれに続いて起こる萎縮性胃炎の原因はいったい何なのでしょうか？

それは、「ヘリコバクター・ピロリ菌」という細菌です。このピロリ菌が胃に慢性的な胃炎を引き起こし、やがては胃の粘膜をペラペラに薄くし、胃の細胞を傷つけ、胃潰瘍や十二指腸潰瘍、胃がんや胃のポリープなどを引き起こしているのです。

ピロリ菌は5歳未満の幼少期に感染することがわかっています。いったん、人の胃に感染すると除菌しない限り、じわじわとした炎症を生涯起こし続けます。

30歳くらいになると萎縮が始まり、胃の細胞を傷つけ、遺伝子を障害し、胃がんを起こすのです。胃がんはだいたい、胃の遺伝子がぼろぼろに傷ついてくる60歳を超えたころから急激に起こってきます。

ピロリ菌は、ピロリ菌に感染しているお母さんから口移しで食べ物をもらうときに子どもに伝染したり、井戸水から感染したりします。子どもの胃液は酸度が弱いので、強力なピロリ菌を殺すことができず感染してしまうのです。女性は**妊娠されたら、お子さんの将来のためにもピロリ菌検査をする**ことをおすすめします。

2020年に団塊世代は、大量に胃がんになる

日本人は**60％の人がこのピロリ菌に感染しています**が、圧倒的に数の多い団塊の世代が還暦を迎えており、団塊の世代の年代に胃がんの危機が生じてきていることは、なかなか知られていません。

このまま何もしなければ、2020年には、団塊の世代を中心に日本人が胃がんになる数が過去最大になると予想されています。まさに、日本人の胃は「大惨事」の危機にさらされているのです。

そして、この危機にさらに拍車をかけているのが、医師たちの対応です。ひと昔前には、この胃がペラペラになっている状態は、「歳をとれば自然に起きてくる変化であり、病気ではない（加齢性変化）」という間違った、古い捉《とら》えられ方をしていました。

しかし医学は日々研究が進み、進歩して新しい真実を提示していきます。ただその

医学の進歩についていけない医師がいるのです。不勉強な医師です。

私の患者さんが、ある総合病院の消化器外科にかかり、慢性胃炎があることを話すと、その医師は、こう言い放ったそうです。

「何言っているんだ。萎縮性胃炎なんて、ただ歳をとれば誰でも出るんだよ。そんなものは放っておけばいいんだ。胃炎なんてがんにはならないし、**ピロリ菌なんか、みんなにいる**んだから問題なし。そんなのにかかずらっているから、胃がおかしくなるんだよ」

これが現実です。日本ヘリコバクター学会という、ピロリ菌の臨床・研究を行なう学会は、2009年に次のようなガイドラインを発表しました。

「ピロリ菌感染者は、基本的に全員除菌すべきである。そうすることが、この胃がん大国の日本において胃がんを減らすことになり、ひいては医療費の大きな削減につながる」

これが世界中の胃炎研究者たちが出した、たくさんの医学研究の成果の蓄積から出た科学的な結論です。いくら医師にかかっても、しかも、内視鏡まで受けて、萎縮があることが医師に見えても、不勉強な医師にかかっている限り、未来は好転しません。

勉強していない医師が、内視鏡を使ったところで「見れども、見えず」なのです。

同じ消化器を専門とする医師として情けなく思います。

先ほどの患者さんは、その医師以上に、医学情報を知っていました。そして、私にこう告げたのです。

「医師なのに、患者より情報を知らないとは、先生、医師を選ぶのも健康を守る上で大切ですね」

たとえ**内視鏡ができても、勉強していない医師にはかからない**ことです。

米国では胃がんは白血病くらい珍しい

米国は格差社会です。

同時に、「米国人の胃には著しい格差がある」ことがわかっています。白人と比較して、黒人やヒスパニック系の人には胃炎が多いことがわかっているのです。

また、あまり知られていませんが日本では圧倒的に多い胃がんも、米国では白血病と同じくらい稀《まれ》ながんです。

なぜなら、**ピロリ菌は、日本・韓国・中国など、東アジアで多く蔓延**しているからです。そして、世界中の胃がんの60％は日本・韓国・中国の3カ国で生じています。

また、米国では社会的地位や収入、教育水準が高い人に胃炎は少なく、低い人ほど胃炎を持っていることが明らかになっています。米国人にとって、胃は格差を象徴する臓器なのです。

これは、ピロリ菌に感染している率が、黒人やヒスパニック系に多く、居住環境や生育時の衛生環境と大きく関係していることに由来すると考えられているからです。

では、日本ではどうでしょうか。実は日本人においては、ピロリ菌感染率と教育水準や社会的収入や地位とは、関係がないようです。それだけ広く、あまねく日本国民がピロリ菌に冒されていることを示していると考えていいと思います。

実際、社会的成功のシンボルとなるような東大医学部卒の教授や、医師を含め、富裕層の人たちも、ピロリ菌に感染しています。私もたくさん除菌してきました。

ピロリ菌に感染していても恥ずかしがることはありません。積極的に対策を進めていきましょう。

また、**ピロリ菌感染のない人が塩分をたくさん摂《と》っても胃がんにはなりにくい**のですが、ピロリ菌感染者が食塩を多く摂る生活環境にいると、胃がんの発生率が3倍に増えますので、要注意です。

私の故郷である栃木県の女性は脳卒中で亡くなる人が全国ワースト・ワンです。それだけ塩分摂取量が多いのです。幼い私を恐がらせた高い胃がん死亡率は、「ピロリ菌感染＋高塩分食」がもたらしたものだったのです。

ピロリ菌を除菌すれば、胃がんになる確率は減る

中小企業の経営者であるFさん（67歳）が、息子さんに事業を継承することになった、と診察室で報告してくださいました。Fさんは、心から喜んでいましたが、一方で息子さんが**胃・十二指腸潰瘍を繰り返している**ことを心配し、ため息をついていました。

Fさんは、自分が息子に過度のストレスを与えてしまっているのではないか、また、Fさん自身も胃がんの手術をしているので、自分の血を継ぐ息子も胃がんになるのではないかと、心を痛めていたのです。

すでに書きましたが、胃がんはピロリ菌という細菌を抗生物質の内服により除菌することで予防できます。ピロリ菌に感染している人の胃には慢性胃炎が必ず起こりますが、ほとんどの人では無症状です。静かに進行して慢性萎縮性胃炎を経て、胃がんやポリープ、胃・十二指腸潰瘍などさまざまな病気をもたらします。50歳以上の日本

人の8割がピロリ菌に感染しており、これが日本人に胃がんが非常に多い原因です。実に、年間10万人が胃がんになり、5万人が胃がんで死亡しています。

私はFさんに説明しました。

「息子さんを苦しめているのは、Fさんではなくピロリ菌です。ピロリ菌がいない人にはストレスがかかっても、潰瘍はほとんどできません。胃がんにもなりにくいのです。ピロリ菌を除菌すれば、潰瘍の再発は約90%以上なくなります」

抗生物質を内服してピロリ菌を除菌すると、胃がんになる確率は減少します。一度、胃がんを発症した胃粘膜でさえ、胃がんの再発率が3分の1になることがわかっているのです。

若い年齢で除菌するほど、胃がん予防の効果が高いこともわかっています。40歳までに除菌すると、胃がん予防効果が劇的に現れます。かといって、**50歳以上でも胃がん予防効果はあります**ので、積極的な除菌が必要です。大人になってからいったん除菌してしまえば再感染する確率は非常に低いのです。

この説明を聞いて、Fさんの息子さんはすぐにピロリ菌の除菌を行ないました。その後は、ちょっとしたストレスがかかっても潰瘍は再発せず、慢性胃炎も消えました。

Fさんは「これで安心して引退できる」と、私に何とも言えない、いい顔でほほえんでくれました。

これまでの日本では、潰瘍がない慢性胃炎の人は、ピロリ菌の除菌が保険で行なえず、自費になる問題がありました。医療情勢が客観的なエビデンス（科学的根拠）に追いついていない状態が長く続いていたわけです。

私たちヘリコバクター学会の医学者は、厚生労働省に強く働きかけをしながら、潰瘍のない胃炎患者さんたちにも、積極的に自費除菌を行なってきました。私は、日本人のピロリ菌感染者のすべてが保険で除菌できる時代がくることをずっと夢見てきました。

そして、とうとう、**2013年2月21日から、保険で胃炎患者さんの除菌ができる**ことになったのです。これは、ずっとピロリ菌や胃がん研究を行なってきた私にとって、まさに当面の夢の完結の日でした。

まだまだ道はこれからですが、とくに、中学校の卒業式を迎えた若者全員にピロリ菌検査を実施して、胃炎が進行する前の段階で根こそぎ除菌し、胃がんを封じ込めるのが望ましいと、私は思っています。それが将来的には、医療費の削減につながると確信できます。そして、この胃がん大国で、多くの人の命を救えるはずです。

実は、ピロリ菌は5万8000年前から存在している細菌です。ひと口にピロリ菌と言っても、種類（菌株）がたくさん存在し、菌株の中には、強毒性のものと、弱毒性のものが存在します。そして日本人が感染しているのは、ほとんど強毒性のピロリ菌なのです。

大きさは1000分の3ミリ程度です。しっぽ（鞭毛《べんもう》）を4〜8本持っており、ヘリコプターのようにこれを回しながら胃の粘液の中を泳いでいます。

〈ピロリ菌の感染を調べる方法〉

①ピロリ菌に感染しているかどうか調べる**一番簡単な方法は、血液を採り、ピロリ菌の抗体を調べる**ことです。2、3000円で行なうことができますし、簡単なのでまずはこの検査でいいと思います。

②血液を採るのがためらわれる人は、1錠の尿素

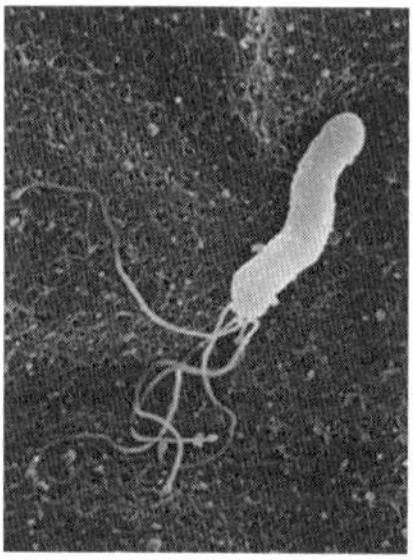

ピロリ菌

（体に害はない）の薬を飲み、20分後に息を吐く検査（尿素呼気試験）で調べましょう。費用は少し高く8000円程度ですが、血液検査のような痛みも苦痛もありません。この検査が一番精度が高く、正確です。

③ほかにも、便を採りピロリ菌の有無を調べる検査があります。3000円ほどですが、便を採るのが面倒でなければ、この検査も正確に感染がわかります。

〈除菌における注意点〉

現在最も問題となっているのが、ピロリ菌に抗生物質が効きづらくなっていることです（耐性菌の問題）。

医師に処方してもらう除菌薬といっしょに、「ラクトバチルスガッセリーOLL2716」という乳酸菌を摂っていると、除菌成功率が高まることが米国消化器病学会で発表されました。LG21というヨーグルトの形で発売されていますので、**抗生物質プラス乳酸菌の力**で効率的に1回で除菌を成功させましょう。

2章 ＊なぜあなたの病気はよくならないのか

あなたの体は、ビタミンCが効かなくなっているかもしれない

昨今は、アンチエイジング・ブームです。日本人の4割はサプリメントを飲んでいる、というデータがあるくらいです。社会が豊かになり、安定し、長寿が望める社会になってきました。最低限の衣食住が確保されれば、あとは望むことはみな同じです。「いつまでも若々しくありたい」「健康で、あるがままの自分でいたい」、そう願うのは当たり前のことです。

私は、消化器内科医ですが、同時に「アンチエイジング専門医（日本抗加齢医学会専門医）」でもあります。これからの日本では、病気を治療するだけでなく、病気にかかりにくくし、健康長寿を目指す〝アンチエイジング医学〟が必要です。現在、先進国では、老化予防研究に多大な費用をかけて取り組んでいます。日本は超高齢社会になりつつありますが、たとえ65歳で定年を迎えても、いつまでも元気で、**健康的に自立し、社会的生産性を落とさず、社会に貢献できるような人生**を送りたいものです。

そうすることが、強い日本であることにもつながります。

アンチエイジング医学を実践するにあたって、現在推奨されていることのひとつが、抗酸化作用を持つビタミンを摂取することです。酸化とは、サビのようなものです。体をサビから守る物質を積極的に摂ることで細胞を若々しく保とうという趣旨です。

人間は酸素を取り込んで、細胞の中のミトコンドリアという場所でエネルギーを作ります。このエネルギーを作る過程で、どうしても「活性酸素」という細胞毒が作られてしまいます。この活性酸素は**細胞を傷つけ、遺伝子を傷つけ、老化やがんの原因**になります。この活性酸素を消去してくれる代表が、抗酸化物質であるビタミンCです。

薬局や通販などで、ビタミンCのサプリメントが売られています。しかし、このビタミンCを摂るにもコツがあるのをご存じでしょうか。

そのひとつは、運動した直後にビタミンCとビタミンEの抗酸化物質は摂らないことです。運動することで、わずかな活性酸素が作られます。この活性酸素を体は消去しようとして免疫力が高まります。体にわずかなストレスをあえて与えることで、体の免疫力を高めようとする働きを「ホルミシス効果」と言います。運動してせっかく作った活性酸素なのに、運動直後にビタミンCとビタミンEの抗酸化物質を摂ると運動した意味がなくなってしまうことが判明しました。通常は運動すると血糖が下がりますが、運動時にビタミンCとEを摂ると、運動による血糖改善効果もなくなってしまうのです。

ただ、ビタミンCにも落とし穴があります。第1章で紹介した胃炎があり、胃がペラペラになっている人は、ビタミンCをいくら飲んでも、胃の中に分泌されません。ビタミンCは腸で吸収され、胃液の中に分泌されます。しかし胃炎があると、胃液の中のビタミンC濃度は低いままなのです。

つまり胃炎がなければ、ふつうはたくさんのビタミンCが胃液の中に放出され、これが消化器のがん予防の役割を担ってくれます。しかし、胃炎があると、あまりその効果は期待できないのです。

ビタミンCはアンチエイジング効果のほか、胃がんを抑える効果もあります。しかし、胃が整えられていないと、このような効果も発揮されません。

ということは、**アンチエイジングの第一歩は胃を整えること**になります。胃を使った効果的なアンチエイジング法はたくさんありますので、第3章で御紹介します。

頭痛、じんましん、貧血、めまいがウソのように治る方法とは？

慢性的な頭痛やじんましん、貧血、めまいなどは、どんなことをしても治らないことがあります。ところが、胃を整えると、このような症状が治る事例を私はたくさん経験しています。どこの**神経内科や皮膚科に行っても治らなかった病気が、胃炎を治すことで、ウソのように治る**のです。患者さんには、非常に感謝されます。

そんなとき、患者さんは、不思議そうにこう聞きます。

「先生は消化器の先生ですよね？　なぜ私の病気を治せたのでしょうか？」と。

胃は、ただ食べ物をかみ砕く、筋肉装置ではありません。胃は体の一部分というだけではなく、人間全体の健康に深く関わり、その人の人生を決めるカギを握っているのです。

繰り返しますが日本人の6割の胃には、症状のない「胃炎」があります。あなたにも半分以上の確率で、胃炎があることになります。

胃炎とは、胃の粘膜に白血球が集まってきて、じわじわとした炎症を起こしている状態です。怖いことに、胃炎があってもほとんどの人には自覚症状がありません。気づかないうちに進行して、気づいたときには、胃潰瘍や胃がんなど、重大な状態になっていることも多いのです。

この胃炎、いつから始まっているかご存じでしょうか。実は、5歳未満の幼いころから始まっています。生まれたときにはありません。それが5歳、遅くとも11歳ごろから胃炎が始まるのです。あなたが50歳だとすれば、すでに**45年間ほど、胃炎とともに暮らしている**ことになります。しかも無自覚なのです。

胃炎なんて、たいしたことはないのではないか？

そう思われる読者は多いのではないかと思います。日本人は、ときどき胃が不快になっても、「まあ、軽い胃炎だろう」「ストレスだからいずれ治るさ」などと考えて、市販の胃薬でやりすごすことが多いようです。しかし、それが意外で重大な病気につながることも多いのです。

貧血薬の鉄剤を飲むと、体がサビて老化する

胃炎を改善すると、鉄の吸収率がアップし、貧血の治療をしなくて済むようになる例があります。というのも、ピロリ菌が鉄を食べて横取りをしているからです。

女性には生理があり、毎月、経血として大量の血液が失われます。その結果、鉄が不足し貧血が起こる、鉄欠乏性貧血が生じることが多いことは、女性なら知っている人も多いでしょう。そのため、鉄剤を長いこと飲んでいる女性も多くいます。

しかし、アンチエイジングの立場からすると、鉄剤を過剰気味に摂ると、体を老化させることがわかっています。鉄は大変サビやすく、フリーラジカルという活性酸素のもとになり、体をサビつかせてしまうのです。また、鉄はがんをつくるもとになります。がん細胞は鉄を取り込みますので、**がん患者さんは鉄の制限が必要**です。鉄は必要以上に摂り過ぎないことです。

また保険適用になっている鉄剤は、飲むと吐き気がしたりして、飲み続けるのが難

しく、悩んでいる女性も多くいます。

ところが**胃炎を治すことで、鉄の吸収が良くなり、その後一切、鉄剤を服用しなくても済む**人も多くいます。鉄剤を飲んだ後の不快感から解放されますから、とても感謝されることが多いのです。

胃炎があると、認知症になる確率は2倍になる

胃が悪いと、全身に悪影響があることをお話ししてきましたが、胃が全身に及ぼす影響については、まだほかにもたくさんの報告例があります。

胃が悪いと、ぼけやすいこともわかっています。胃は脳とも関連しているのです。アルツハイマー型認知症の人を調査すると、胃炎「有」の人が88%に達しました。アルツハイマー病ではない人は、胃炎「有」が46・7%で、大きな差です。

そして、**胃炎を治療して2年経過すると、認知機能が有意に改善する**こともわかっています。胃炎は、アルツハイマー病の治療効果にも多大な影響を及ぼす可能性があります。

パーキンソン病という、脳神経の病気があります。手が震えたり、歩行がちょこちょことした小刻みになってしまったり、寝たきりになってしまうことも多い病気です。胃炎がある人は、ない人よりもパーキンソン病の症状が良くなりにくいことがわかっ

ており、脳神経にも影響を及ぼすことがわかってきています。

そのほか、胃炎によって、鉄欠乏性貧血やリンパ腫、血小板減少性紫斑病など、血液の病気も起こります。

胃は全身の臓器と関連しており、たかが胃炎としか考えていなかった古い医学から転換していかなくてはならないことがわかります。

ところで、いつまでも若々しくいるために必要なことは何でしょうか。

それは、**胃腸・ホルモン・骨・筋肉・血管・脳神経・免疫**の7つの項目のひとつひとつを整えていくことなのです。これらについて次項以降具体的に説明していきます。

100歳日野原先生の元気の秘密は、あるホルモンで説明できる

男たるもの、「死ぬ瞬間までいい男でいたい」と願うもの。夢を追いかけ、愛するものを敵から守り、弱きものには手をさしのべる。仕事もプライベートも充実させ、最後は海辺で美しい夕焼けを見ながら、息を引き取る――。

〝男性力〟についてのアンチエイジング医学が進歩しています。たとえば、テストステロンというホルモン。男性の睾丸《こうがん》から分泌されるホルモンですが、**血液中のテストステロンが高い男性**は、人生において高い社会的地位につき、収入が多く、闘いを好み、そして勝ち抜く、という報告が多く出ています。

海外の医学論文では、テストステロンが高いデイトレーダーはお金を稼ぐし、相撲取りでは番付が高い、などのデータがあります。胎児期に浴びたテストステロンの値が高い人は、左手の人差し指より、薬指が長いということもわかっています。女性はまず、男性の指の長さを見てから結婚を決めた方がいいかもしれません!?

それは冗談として、このテストステロンの大本は、ＤＨＥＡｓというホルモンです。このホルモンは、副腎から分泌され、ホルモンの母と呼ばれています。このＤＨＥＡｓによって体内で、男性ホルモンも女性ホルモンも合成されるのです。

男性においては、ＤＨＥＡｓが高い人ほど、長生きすることが統計上明らかになっています。１００歳を超えても現役医師として活躍する、**聖路加国際病院の日野原重明先生はＤＨＥＡｓが非常に高い**ことが知られています。ＤＨＥＡｓは男性の寿命を占う指標なのです。

この男性ホルモンは年齢とともに低下し、閉経後の女性における女性ホルモン（エストロゲン）の低下と比べ、ゆっくり起こります。その結果、症状が出にくいのですが、人によっては、男性更年期の症状として出てきます。

やる気がなくなったり、病院に行っても異常ないと言われるものの、全身にいろいろな不快な症状が出たりします。ＤＨＥＡｓを内服で補充（1日25㎎ほど）することでかなりの人は元気が出て、健康感が得られるようになります。（※）

いくら歳をとっても、つややかな男であるために、ＤＨＥＡｓのチェックも定期的に受けることをおすすめします。ＤＨＥＡｓの値は血液検査で簡単にわかります。Ｄ

HEAsの値が低い人は、ストレスを含め、生活習慣について考え直す必要があるでしょう。DHEAsは、**女性では骨密度を向上させ、卵巣機能の低下した不妊症に効果**があります。

『ソーシャル・ネットワーク』という映画を見ました。今、数億人が登録しているというフェイスブックの創始者の若者の話です。

私のような肉食系男性にとっては、映画の主人公の登り詰めていくワクワク感がなんともいえないものですが、今の草食系、絶食系男子には、この面白さがわからないかもしれません。かえって、肉食系女子の方が面白く感じるのかもしれませんね。

きっとフェイスブックの創始者は、テストステロンが高いのでしょう。薬指がすごく長そうです。

(※) 注意：ホルモン依存性がん（乳がん・前立腺がん）を持っている人では禁忌です。DHEAsが新規に前立腺がんを発症させるというデータはありませんが、PSA値が2ng／mℓを超える人は控えた方がよいでしょう。

男性ホルモンが少なくなると、死ぬ確率は3割高くなる

前述したテストステロンが低い人は、高い男性よりも死亡リスクが33％高いのです。なんと命にも関わっています。

さらに高齢者では、テストステロンが低い人は、**心疾患などでの死亡率が高く、メタボになる可能性が約3倍高い**、そして、ストレスでテストステロンは低下する、などのデータがあります。

以下、テストステロンについて、知っておいた方がいいことをまとめてみます。

〈知っておいた方がいいテストステロンの基礎知識〉

①テストステロンが低い人にはＥＤ（勃起不全）が多い。

②テストステロンが低いがん患者さんは、生命予後（生存率）が低い。

テストステロンが低いがん患者さんほど、痛みが強く、麻薬系の痛み止めを使用す

る頻度が高く、体重減少、低栄養、筋肉の喪失、炎症などが強い。
③男性でテストステロンが低い患者さんほど、心臓病やがんを患い寿命が短い。
④悪性度の高い前立腺がんの人ほど、テストステロンの値が低い。

最新の研究では、テストステロンは、寿命にも深く関わることがわかってきています。

男性にとって、大切なテストステロンというホルモン。テストステロンを増やすにはどうしたらいいのでしょうか？　これにはいくつかのコツがあります。

そのひとつは、実はバイアグラです。バイアグラは、PDE5阻害薬という種類の薬で、日本では、レビトラ、シアリスと合わせ、3種類が仲間です。

バイアグラを週1回、半年服用すると、6か月後にはテストステロンが2倍に増えることがわかっています。

また、**バイアグラは週1回の服用で細胞のサビを抑え、活性酸素による遺伝子損傷を抑える**ことがわかりました。さらに男性ホルモンであるテストステロンも2倍に増やすのですから、いいことずくめだと言えます。

男性ホルモンであるテストステロンが加齢やストレスで減少していくと、集中力不足、全身倦怠《けんたい》感、気分の落ち込み、等々の症状が生じてきます。このテストステロンを増やしてくれる第1の方法が、「バイアグラ週1回法」でした。そしてもうひとつの方法は、漢方薬です。

次に挙げる3種類の漢方薬を半年間服用すると、テストステロンの分泌が高まることが論文で確認されています。男性更年期が心配で試してみたい方は、ぜひどうぞ。

①牛車腎気丸《ごしゃじんきがん》 ②補中益気湯《ほちゅうえっきとう》 ③八味地黄丸《はちみじおうがん》

漢方薬には、科学的根拠となるデータがよく調べられていないものがまだまだ多いのですが、牛車腎気丸を飲んで8週間経つと、テストステロンが大きく増えることがわかっています。さらに、交感神経を刺激するストレスホルモン、「コルチゾール」が有意に下がることが研究でわかっています。

また、補中益気湯の中の人参という成分がテストステロンを増やしてくれることがわかっています。そのほか、八味地黄丸もテストステロンを増やすと言われています。

いずれも、薬局で簡単に手に入る漢方薬ですので、最近どうも「元気がない」という男性にはおすすめの方法です。最後に、テストステロンを増やす食品と調理法についてはP186をご覧ください。

女性の寿命は骨密度・骨質が決める

先日、聴診器が折れました。チューブが折れて曲がってしまい、壊れました。1日200人近くの患者さんの聴診をしていますので、聴診器も消耗します。ただ、この聴診器のおかげで、多くの患者さんの弁膜症や心不全や不整脈が見つかっていますので、よくがんばってくれました。

さて、私たちの体も折れないようにしないといけませんね。あなたは、骨塩定量（骨密度）検査をしていますか？　中高年にとって、**骨のアンチエイジングは重要**です。とくに女性にとって骨は、寿命すら決めてしまいます。

女性は閉経後、急速に骨粗しょう症が進みます。一般的に女性は53歳くらいで閉経を迎えます。骨を守ってくれる女性ホルモンが出なくなることで、その後、10年くらいの間に、無症状のうちに骨粗しょう症が進み、さまざまな症状が出てきます。

骨粗しょう症が進むと、骨折の頻度が増えます。とくに骨折から寝たきりになる人が多いのです。さらに、寝たきりになると、肺炎などで死亡するリスクが高まります。寝たきりになってから、数年で亡くなるケースが多くあります。早め早めの対策が重要なのです。

骨塩定量検査は、クリニックで簡単にできますので受けてみてください。以前、骨の強さは、骨密度だけ向上させていけばいいと考えられていました。しかし、今は、骨の質、すなわち、「骨質」が重要だということがわかってきています。

骨の強さ＝骨密度（70％）＋骨質（30％）なのです。

これを建物にたとえると、建物の鉄筋の数（骨密度）だけ増やしても、その鉄筋の上に塗るセメントの質（骨質）が良くないと、建物の強度は上がらないのと同じです。このセメントの質（骨質）の敵が、「ペントシジン」と「ホモシステイン」という老化物質であることがわかっています。

ペントシジンは、血糖値が高いとできる物質です。血糖値が高いと、ペントシジンが生成され、これが骨を傷め、骨質を障害します。血糖が高いことは、骨にも良くないのです。

食後1時間の血糖値を上げないように、**食事は、まずは野菜から食べる**ようにしましょう。野菜を食べてから、白米やじゃがいも、トウモロコシなどの急激に血糖を上げやすい食べ物（グライセミック・インデックスの高い食べ物）を食べるようにすることが大切です。

血糖は、単に平均値を下げることも大切ですが、血糖の変動を小さくすることも重要です。血糖の変動が大きいことを「血糖スパイク」と言いますが、これによって、体をさまざまな病気に導くことがわかっています。とくに日本人には食後の高血糖が多い。食後にドン、と血糖が上がるタイプの人が多いのです。ですから、**食後1時間の血糖値を上げないような食事が非常に重要**です。

「糖化《とうか》」といって、人間は血糖が高いと、その糖と体のタンパク質が結合し、タンパク質がボロボロになってしまいます。長年、骨密度を上げる薬を飲んでいても、骨の強さが上がらない人は、骨の質を上げる薬に一時的に変更してみるのも一法です。

さて、この悪玉の「ペントシジン」や「ホモシステイン」を撃退するのが、なんと「葉酸」です。「葉酸」を2年間、服用し続けると、「ペントシジン」が低下し、骨質が明らかに改善、骨折率が低下したことが証明されています。

サプリメントとして「葉酸」を摂ることは、骨にも良いのです（葉酸のサプリメントは膵臓がんの予防にも有効というデータをWHOが提示しています）。骨の質を保てば、寝たきりにならず、アンチエイジングな生活を送ることができます。また、この「糖化」によって生じる**終末糖化化合物（AGEs）はいったんできてしまうと、取り除くのが難しい**ことがわかっていますが、バイアグラの仲間である「レビトラ」がAGEsを抑えてくれることがわかりました。ED治療薬が、実はこのようにアンチエイジングに使えることは、P73で述べました。

さて、聴診器は新しくしました。よく音が聞こえる最新の聴診器です。

筋トレは体に悪い⁉　動脈硬化になりやすい

筋トレすると、動脈硬化が悪化して、血管が硬くなる――。そんなデータが出ています。独立行政法人国立健康・栄養研究所健康増進研究部部長の宮地元彦先生のデータです。

数か月の筋トレが14・3％も動脈スティフネス（動脈の硬さ）を増加させることが示されています。

つまり筋トレで、動脈硬化が進んでしまうということです。あるいは**競技者が行なうような激しい運動は、かえって体に良くない**、というデータでもあります。ジムなどで激しい運動をしている人は、要注意です。

運動するなら、運動の強度を落としたマイルドな運動が望ましいと言えます。筋トレをするならば、単に筋トレのみを行なうのではなく、有酸素運動と組み合わせたコンバインド・トレーニングを行ないましょう。

筋トレによる動脈硬化を予防するためには、筋トレをした後、クーリングダウンといって10～15分間の歩行とストレッチをすると血管が硬くならないことがわかっています。

では、バーベルを持ち上げたり、激しく力を込めていきむような運動選手はどうなるのでしょうか？

いきむ運動をするとき、血圧がぐっと上がります。宮地先生にお聞きすると、**ぐっと、力を込めて何かを持ち上げる運動**は、ある程度、血管が硬くないと、血管が耐えられないそうです。競技で結果を出すためには、血管を硬くする必要があるのです。

筋トレには、血管を硬くして、いきみに耐えられるように血管をトレーニングしている側面があるのだそうです。

競技者も大変ですね。激し過ぎる筋トレは控えましょう。

悪夢を見る人は、ビタミンB_6が欠乏している

高いところから落ちる夢を見る、追いかけられる夢を見る、起きてみると、汗びっしょり——。「先生、どうしたらいいんですか？」と聞かれることがあります。

実は、ビタミンB_6欠乏で、悪夢を見ることがわかっています。医学生が生化学の教科書として使う「ハーパー生化学」にも記述があります。

ビタミンB_6が不足すると、セロトニンやドーパミン、ギャバといった精神安定に必要な脳内物質が根こそぎ作られなくなるので、不安感が強くなるのです（次ページの図参照）。

ビタミンB_6は、**ニンニクや玄米、牛や豚、鶏のレバー、魚の赤身、ひまわりの種やピーナッツ**などの種実類に多く含まれます。夏はビタミンB群のような水溶性ビタミンは、汗とともに失われがちです。しっかり意識して摂るように心がけましょう。

ところでサプリメントとして摂る場合には、吸収が良いので天然型ビタミンがおす

すめです。

　合成ビタミンと天然型ビタミンを見分ける方法ですが、サプリメントやジュースなどに「ビタミンC」「ビタミンE」などと記載してあるものは、合成ビタミンです。天然型ビタミンは、「酵母（ビタミンC）」「酵母（ビタミンE）」などと記載されています。

　ほとんどの医師は、**ビタミンについての知識**がありません。これは問題ですから、最近は、医学生の学習カリキュラムに、「ビタミンを含む栄養学の知識を取り入れましょう」ということになってきました。

　ビタミンやミネラルの知識は、非常に

――なぜビタミンB_6が不足すると悪夢を見るのか――

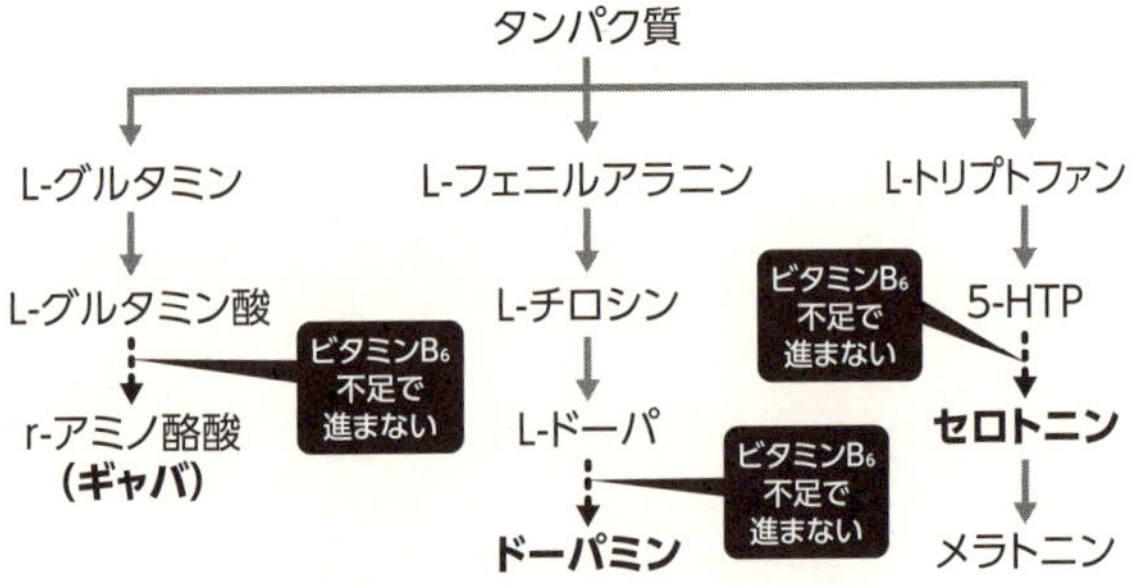

ビタミンB_6がないと、脳の中でギャバ、ドーパミン、セロトニンが作られない

重要です。

ビタミンB_2は、ダイエットの味方です。ダイエットは、脂肪を燃やし、脂肪の代謝を高めることがカギですが、この代謝を回転させるのがビタミンB_2。ダイエット中は不足がちになりますから、ビタミンB_2をたくさん摂りましょう。

また、ビタミンB_2は、動脈硬化を防ぐ効果もあります。**ビタミンB_2の多い食品は、サバ、ししゃも、さわら、ウナギ、しじみ、納豆、チーズ、牛乳、卵、レバー、ほうれん草**などです。

ビタミンが発見されてから100年が経とうとしています。そして、ビタミンに対する考え方も、だいぶ変わってきています。これまで、ビタミンと言えば、「栄養素」としての捉え方でした。

この飽食の時代にあっては、栄養素が不足することはない、という考え方がありま す。ですから、ビタミンは、食事が摂れていれば補う必要がない、と考えられてきたのです。

しかし、現在の新しい医学では、ビタミンは「栄養素」として補うものではなく、体を酸化から守る「抗酸化薬」として摂る、という考え方に変わってきています。

不足するから補うのではなく、**体をサビから守る抗酸化物質として多めに摂って、活性酸素から細胞や遺伝子を守ろう**、という考え方です。

人間は、酸素を吸ってエネルギーを作っています。

このエネルギーを作る過程で、「活性酸素」という細胞毒を作ってしまうのです。酸素からエネルギーを作る工場である細胞のミトコンドリアから、どうしてもこの活性酸素が漏れ出てきてしまうのです。

この活性酸素は遺伝子を傷つけます。活性酸素は細胞を老化させ、がん化をもたらします。体のほとんどの病気に、この活性酸素が関係しています。

人間は、酸素がなければ生きていけませんが、その酸素から作られる活性酸素により、老化したり、病気になっていくわけです。

よく知られているビタミンCやビタミンA、ビタミンEも、強い抗酸化力を持っています。ビタミンCとビタミンEとビタミンA、失われやすいビタミンB群を組み合わせて「マルチビタミン」としてサプリメンテーション（サプリメントとして飲む）することをおすすめします。マルチビタミンとしてのビタミン摂取が大腸ポリープを減らすことは、P201に述べます。

ただし、過剰にとることで有害になる場合もあるので注意です。たとえばβカロテンです。もともとβカロテンの血中濃度が低い人は、βカロテンを投与することで胃がんなどの発がんリスクが下がります。しかし、βカロテンがじゅうぶんに足りている人が、高用量のβカロテンをとってしまうと、特に喫煙者の肺がんなどのリスクが高まることがわかっています。

またビタミンEに関しては、大腸がんを減らしたり、前立腺がんを増やしたりするという、相反する結果が出ています。これは、個人の遺伝子型が関与していることがわかりました（Am J Clin Nutr. 2012 Jun;95(6):1461-7）。とる人の持つ遺伝子のタイプによって、同じサプリメントでも効果が異なるのです。

したがって、サプリメントをとる前に、自分の体内には、どのビタミンが足りていて、どのビタミンが欠乏しているか、毛髪や採血で調べてから開始することをおすすめします。**サプリメントは目的をはっきりさせて選び、最小限にすることが重要です。**

さらに、後述するように、最近注目を浴びているのはビタミンD_3（活性型ビタミンD）です。欧米ではビタミンD_3はサプリメンテーションした方がいい、という意見が高まっています。加えて、ビタミンKに関しても非常に注目されています。

納豆を食べている東日本の人は骨折が少ない

納豆には、ビタミンKが豊富に含まれています。

このビタミンKには、骨を作る骨芽細胞に作用して、骨内のコラーゲンを増やす働きがあることが明らかになりました。実は、骨折は「西高東低」なのです。

東北や北海道など、雪が多いところでは、転倒骨折が多いイメージがありますが、納豆を食べている東日本の人には、大腿骨頸部《だいたいこっけいぶ》骨折が少ないという統計結果が出ています。

納豆のほかにも、クロレラ、青汁、抹茶、カットわかめ、味つけ海苔などにビタミンKが豊富に含まれています。ビタミンKは、骨にきわめて重要なことがわかります。

それだけではありません。変形性膝関節症に、予防効果があるという論文も出てきています。歳をとって**膝が変形してきて、膝が痛くなるのが変形性膝関節症**です。

テレビCMなどではグルコサミンが有名ですが、しっかりしたエビデンスがあるのはビタミンKなのです。

そのほか、「ビタミンK_2投与は、**乳がん、肝臓がん、白血病を減らす**」ことがわかっています。医薬品では、ビタミンKは「ケイツー」という名前で「骨粗しょう症」の方に処方されていますので医師にご相談ください。

がん患者には、風呂に浸からない人が多い

消化器内科医として、がん診療を行なっていて感じること、それは「がんにかかる人に、お風呂に浸かる習慣が少ない」ことです。シャワー浴の人が多い印象なのです。私は風呂習慣を問診し、がんの人にはなるべく湯船につかるように指導しています。

なぜかと言えば、実は、お風呂で体を温めると抗がん効果があるからです。体温が低い人が、体温を常に高くなるようにすることは不可能です。人体には、ホメオスタシスといって、体温を一定に保つ性質があるからです。低体温の人が急に高体温の人には変身できません。

それでも、**入浴などで一時的に体温を上げる**ことはできます。がん細胞は温度が43度を超えると死滅します。がんの温熱療法の根拠です。がん治療を行なっている人はこの温熱療法を組み合わせることをおすすめします。がんの代替療法のひとつです。

湯船に浸かると「ヒートショック・プロテイン」（ＨＳＰ）というタンパク質が作ら

れます。「熱い」というショック（ストレス）によって、増えるタンパク質であることから、HSP（Heat Shock Protein＝熱ショックタンパク質）と名づけられています。

HSPは、さまざまなストレスによって、**細胞のタンパク質が傷ついたとき、それを修復したり、免疫力を高めたりする**、重要な役割を果たしています。

がんの温熱療法は、局部を高熱にするものですが、これには特殊な機械が必要です。お風呂で、全身をそのような高体温にするのは危険です。マイルドに加温して、がんになりにくい生活を心がけましょう。

〈がんになりにくい入浴法のポイント〉

①入浴前にコップ1杯の水を摂り、水分補給を行なう。
②基本は40度の湯船に20分程度浸かる。
③高齢者や持病のある人は、半身浴で湯温40～42度、20～30分の入浴でも構わない。
④入浴後に、体温が38度になることを目安にする（体温計を口に入れて測る）。

右を、無理をせずに実践してください。シャワー浴ではなく、しっかり体を温めることでHSPを作り、がん細胞をのさばらせない生活をしましょう。

背が高い女性は、がんになりやすい。その理由とは？

世界一の身長を誇る米国のモデルさんは、２０５センチの身長だとか。モデルさんのようにすらっとした身長は、みな、憧れるようです。

さて、背が高い女性にはがんが多いというデータが、権威ある英国の医学誌『The Lancet』に掲載されましたので、注意して覚えておいてください。

〈身長が高いとがんリスクが高い〉

・女性では、**身長が10センチ高くなるごとにがんリスクが約16％上昇**する。

・大腸、直腸、乳房、子宮内膜、卵巣、腎臓、脳、皮膚（メラノーマ）、血液（非ホジキンリンパ腫）、白血病では、10センチ身長が高くなるごとにリスク率が有意に上昇する。

背の高い女性は、大腸がん、乳がん、子宮がん、卵巣がん、腎臓がん、脳腫瘍、悪性リンパ腫、白血病にとくに注意して検診を受けましょう！

身長の高さは、生まれてから20歳くらいまでの成長ホルモンの量に影響されます。成長ホルモンがたくさん出ていた人が高身長になります。成長ホルモンは、骨格の成長に大きな影響を与えるからです。

ただ、この成長ホルモンの量と発がんとは相関関係があります。成長ホルモンがたくさん出ている人は、成人のがんや小児がんになりやすい統計結果が出ています。

また、背の高い人は、より多くの細胞を持っていることになります。それだけ**細胞のがん化につながる遺伝子の突然変異を生ずる機会が多い**ことになるので、がんにかかる人が多くなるのです。

対策としては、背の高い人は、早めにがん検診をしっかり受けて、早期発見に努めること。がんにかからないような対策、とくに運動と食事には、本書で述べているような工夫をすること。がんの原因となる、遺伝子の損傷を防ぐために、抗酸化物質を多く含んだ食事を心がけたり、生活習慣の改善にとくに努めるようにしてください。

マグロを食べ過ぎると、認知症になる!?

「水銀」と聞いても自分の体とは、あまり関係がないと思っているのではないでしょうか。実は、この水銀、われわれ日本人にとって、知らないでは済まされないものなのです。数年前に、イルカ漁をする地域を描いたドキュメンタリー映画『ザ・コーヴ』が話題になりました。この映画の舞台になった地域の住民に水銀蓄積が多いことが新聞に掲載されたのは、記憶に新しいと思います。

調べてみると、**日本人の体内には、水銀が蓄積している**場合が多いことがわかりました。魚をよく食べる国民には、水銀が蓄積していることが多く、とくにマグロには、水銀が蓄積していることが多いのです。

この水銀、脳に蓄積すると認知症の引き金になったり、手足のしびれや病的老化、全身倦怠感につながったりします。昔よく使われた虫歯の詰め物（銀色の水銀：アマルガム）が残っている人は、歯医者さんでとってもらった方がいいでしょう。

そのほか、ヒ素、鉛などの重金属の蓄積があれば、きちんとそれを排除（デトックス）し、きれいな体を取り戻しておくことがアンチエイジング的には必要です。

最近は、**自閉症のお子さんに水銀蓄積が関与している可能性がある**ということで、相談にくる方が多くなっています。

妊婦の方は、水銀を多く含む魚は、食べるのを控えた方が無難です。これらの水銀を含むデトックス検査は簡単に毛髪を使ってできます。「『毛髪ミネラル検査』をしてください」とおっしゃってください。有害金属の蓄積から、体を解放してあげましょう！

53歳まで生きれば、幸福感はグッと上昇する

胃には蠕動運動《ぜんどううんどう》というリズムがあります。このリズムをうまく活用することによって、健康になれることは後でくわしく説明します（P１６３参照）。

人体には、どの臓器にもリズムがあり、そのリズムが共鳴して、その人の全体としてのリズムを作っています。それは、美しい音楽と同じです。ここでは、人全体のリズムの話をします。

人間の幸福感、これには人類共通のリズムがあることがわかっています。人がどれだけ幸福を感じているかを調べた研究があります。そのデータによると、40歳から人間の幸福感は下がり始めます。

そして、幸福感の谷が53歳なのです。53歳を超えてしまえば、その後、**人生の幸福感は死ぬまで上昇**し続けます。このデータによると、このリズムには経済状態、社会的地位、人種などで差がありません。人の人生には、共通のリズムがあるのです。た

しかに、これにはうなずけるところが多々あります。

患者さんを診察していて、一番感じるのは、**現代社会においては、とくに男性が報われていない**ということです。元気がありません。

仕事場でも、家庭でも、40代後半から50代前半の男性が抱えているストレスは、相当なものなのだとわかります。日本人の幸福度を調査した統計結果を見ると、男性の幸福度は女性に比べて非常に低い。「自分に役割がある、自分は必要とされている」と認識している割合も、女性に比べて男性は非常に低いのです。

健康度を比較すると、女性はこの数年、肥満度（ＢＭＩ）は下がってきてスリムになってきています。しかし、男性は反対に肥満度が増え、メタボリックシンドロームの率が増えています。

この年代の男性は、精神的にも肉体的にも苦しんでいるのがわかります。「男はつらいよ」ですね。

あなたは幸福ですか？　幸福度はもちろん収入と関連します。しかし、収入だけで決まるわけでもないのです。

そして、幸福度は、年齢と相関することがわかっています。幸福度は年齢によって変わるのです。

アメリカの精神行動医学者、ストーン氏らの研究について紹介します。アメリカの18〜85歳（平均＝47歳）の34万８４７人のデータを分析した「心理的な幸福度」についての研究です。

この研究成果によると、「心理的な幸福度」は、40歳から下がり始め、53歳まで下がり、その後上昇する。すなわち、**53歳が人生の不幸の底で、それからはずっと上昇していく**ことがわかります。

男女差、配偶者の有無、子どもの有無、職業の有無の要因を考慮し、その差を除外して分析しても、同じ結果になったようです。人間の人生として、次ページの図のような幸福度の自然カーブがあるということです。


幸福度は、健康度や経済状態などが関係すると言われていますが、その関係は、単純ではありません。ＧＤＰが中国に抜かれたと言いますが、もっとトータルに幸福というものを考えないといけません。１９９７年に山一證券が破たんして以来、自殺者が増え続けていました。中でも男性の自殺者が多いことがわかっています。何とかしなければいけません。

しかし、53歳までは最低限、人生を自らあきらめるのをとどまってみる必要があります。54歳から**あなたの人生が光に包まれる**こともあるのですから。

フランスのサルコジ前大統領は、「フランスは幸福度で世界一になる」と宣言しました。

私たちもこのデータを見て、何とか53歳まで少し気長に人生を眺めてみよう、という視点で生きることも必要だと思います。

心理的な幸福度

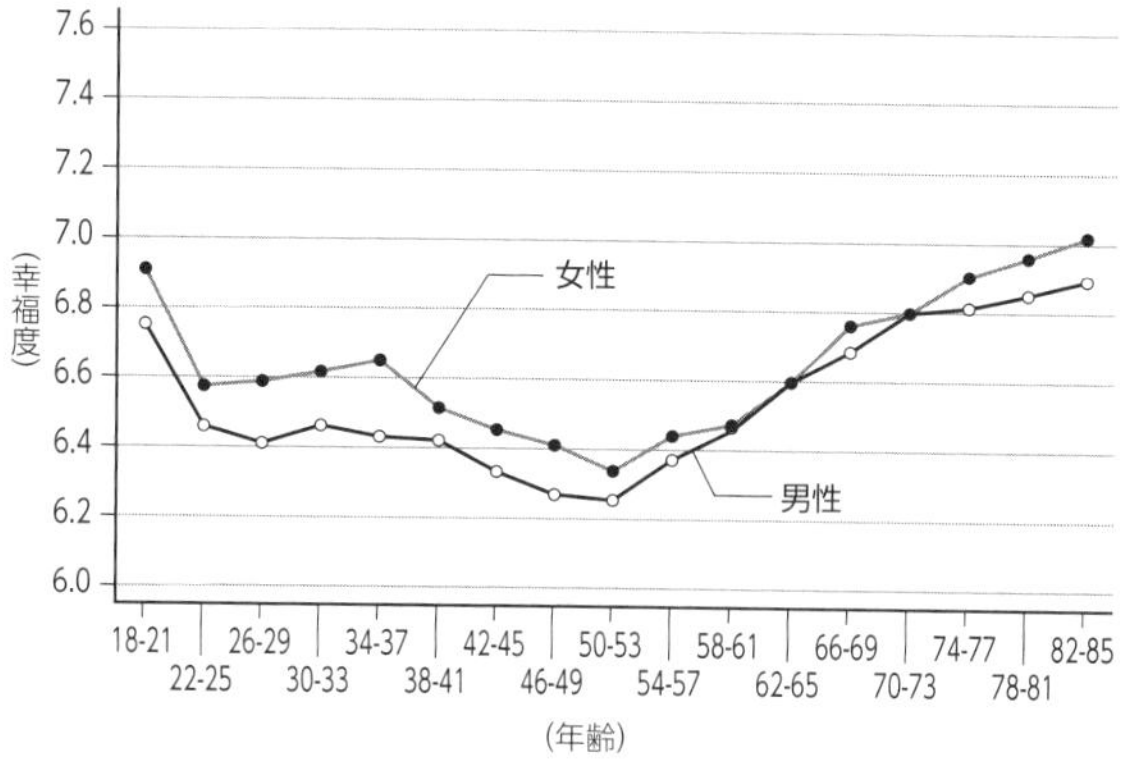

夜寝るときは真っ暗にする

生体リズムを整えるといいことがあります。脳や胃の働きが良くなるのです。まさか？　と思う人もいるでしょうが、たくさんの医学論文があります。

脳から分泌されるメラトニンという物質があります。メラトニンは、外が明るい昼間はほとんど分泌されません。夕方以降、暗くなってくると、脳の松果体《しょうかたい》という場所から分泌量が増えて、覚醒から睡眠へ、体の状態を切り替える睡眠ホルモンです。私はメラトニンをサプリメントとして毎日6ミリグラム摂っていますが、**メラトニンを飲むと、睡眠作用があり、質の良い眠りが得られる**のです。

それだけではありません。マウスにメラトニンを投与すると、寿命が延びたという報告が1994年に発表されました。

通常の物質は、口から飲んでも、脳の中には入っていきません。有害なものが脳に達しないように「血液脳関門」というバリアーがあるからです。しかし、口から飲んだメラトニンは血液脳関門を通過し脳に達し、眠っている間に記憶をつかさどる脳神経である海馬《かいば》神経細胞を保護することがわかっています。

このメラトニンを毎日6ミリグラム摂っていると、脳の細胞のミトコンドリアを保護し、軽度の認知症の進行を抑えることも報告されています。認知症以外にもメラトニンは骨粗しょう症を軽減することもわかっています。認知症、骨粗しょう症を予防するのですから、高齢化社会の強い味方とも言えますね。

また、メラトニンには、活性酸素を消去し、放射線による細胞のダメージを防ぐ作用もあります。また、胃潰瘍を減らす作用が論文で報告されています。とても有用なメラトニンですが、年齢とともに、分泌量がどんどん下がってきてしまうこともわかってきています。

では、「メラトニンを出す生活習慣」とは何でしょうか。まず、夜寝るときに明かりを完全に消して、真っ暗にして寝ることです。明かりがあると、メラトニンは十分に分泌されません。夜間のパソコン作業も控えましょう。また、夜のカフェインと痛み止め服用がメラトニンの分泌を減らします。メラトニンのもとになる**トリプトファンを含んだ食品（牛乳やチーズ、バナナ、納豆）をよく摂る**こともいいでしょう。

ナースやCAに乳がんが多い理由

夜間勤務の多いナースや、キャビンアテンダントなどのシフト勤務者に乳がんが多いという報告があります。

最近の研究では、深夜0時過ぎの労働を含む交代勤務者の乳がんリスクは、日勤者と比較すると、1・8倍になり、リスクの上昇は、夜型よりも朝型の女性労働者でより高くなることが報告されています。

メラトニンには、乳がんを予防する効果があり、**生活リズムが半日ほどずれているこういった勤務の仕方ではメラトニンが分泌されづらい**ことがわかっています。海外では乳がんの術後に、メラトニンをサプリメントとして飲んでいる人が多いのは、こうした理由です。(※)

また、生活リズムの乱れ、すなわち時計遺伝子の乱れは、発がんに関わることがわかってきています。時計遺伝子である「クロック遺伝子」の乱れは細胞サイクルの異常をもたらし、細胞が増殖しやすくなり、その過程でがん細胞が生まれやすいことがわかっているのです。

乳がんだけではありません。

文部科学省の関連した大規模な研究によると、1万4000人ほどの男性労働者を対象に分析した結果、働く時間が不定な労働者は、昼間のみの日勤者と比べて、前立腺がんに3倍かかりやすいことがわかっています。前立腺がんは今、日本で最も増えているがんです。

メラトニンは、前立腺がんの細胞が増えるのを抑えることもわかっており、メラトニンが十分に分泌されないシフト勤務者は、注意が必要です。

厚生労働省による労働者健康状況調査によると、**日本人の6人に1人は深夜勤務、もしくは深夜勤務を含む交代制勤務**をしており、深夜10時から朝5時までに働いています。日本人の1000万人以上がこのような勤務をしており、なるべく勤務中に仮眠をとる、乳がんや前立腺がんの積極的な早期発見を心がける、などの対策が必要なのです。

気をつけなくてはいけない事例は、日常の中にも潜んでいます。それは「社会的ジェットラグ」です。「ジェットラグ」とは、飛行機で時差を伴うフライトをしたときに生じる時差ぼけのことです。

時差ぼけには「東回りぼけ」と「西回りぼけ」があります。日本から米国に行くときに感じるぼけが東回りぼけ、ヨーロッパ方面に行くときに感じるぼけが西回りぼけです。

両者を比べると、東回りぼけの方が人体にかかるストレスが強いことがわかっています。

日本から米国に行くと、まるで昼夜が逆転し、米国についたときには朝でも、人の体のリズムは、まだ夜です。着いたところは朝日が差していますが、私たちの体は眠るタイミングに入っているので、眠くて仕方がない状態になるのです。

時差ぼけは、身体的に強いストレスになることが示唆されています。

マウスを**東回りフライトの状態にすると、マウスが次々に死んでいく**ことが報告されています。それに対し、西回りシフトにしても死んだマウスはいませんでした。太陽のめぐる向きに逆らってはいけないということです。

このように、実際のフライトには「ジェットラグ」があるのですが、これと同じことがわれわれの週末に潜んでいるのです。

週末の金曜日は「明日が休みだから」と映画を見たり、お酒を飲んで遅くまで起きている人がいます。土曜、日曜も夜更かしが続けば、次第に体のリズムがずれていってしまうのです。

そして、月曜日には、時差ぼけと同じ状態で、頭も体も働かなくなるのです。この時差を取り戻すには、水曜日や木曜日になるまでの時間が必要になります。これが「社会的ジェットラグ」であり、夜勤者やシフト勤務者だけではなく、昼間の勤めのビジネスマンにも注意が必要な生活習慣となります。

以上のように、体のリズムを整えることは、がんを予防し、毎日の仕事の効率や生活の質を整えるために非常に重要なことであることがわかります。


さて、睡眠を改善しメラトニンを出しやすい天然物質を紹介しましょう。

その代表は、**しじみに多く含まれるアミノ酸であるオルニチン**です。オルニチンを摂ると比較的速やかに体内で効き始め、睡眠中のノンレム睡眠が増加します。

またサフランに含まれるクロシン、クマツヅラに含まれるハスタトシド、バーベナ

（ハーブティー）、朴《ほお》の木に含まれるホノキオール（漢方ではコウボウ）もメラトニンを出しやすい物質として知られています。

現在の地球をグーグルアースで眺めてみてください。深夜の地球を見ると、私たち先進国はキラキラ輝いています。明る過ぎるのです。不眠を抱えた現代では「毎年3兆5000億円の損失が不眠によってもたらされている」と日本大学医学部の内山真先生が発表されています。寝るだけでこれだけの生産性が回復するのです。

ぜひ、しじみなどを摂る生活を試みてください。生体リズムを整え、よく眠り、メラトニンを出し、**胃を整え、生活習慣病を予防し、がんを予防**する。これらのことは、みなひとつにつながっているというわけです。

（※）注意：自己免疫疾患（膠原病、悪性リンパ腫）などのアレルギー性患者は、免疫力を上げるので、メラトニンの服用を控えることが望ましいといわれています。そのような人は生活習慣や食でメラトニンを増やしましょう。

1日15分の運動で、がんは予防できる

がん予防の視点からのお話です。

毎日5キロメートル走らせたマウスと、5キロ未満のマウスでは、明らかにたくさん運動していたマウスの方が、前立腺がんの芽が減ったという論文があります。

さて、人ではどうでしょうか？

前立腺がんの腫瘍マーカー（がんが生み出す特徴的な物質）であるPSAの値が高く、前立腺がんのがんの芽（早期前立腺がん）を持った人、つまり前立腺がんになりかかっている人、93人に対しての研究です。

93人のうち、何も生活を改善しなかった人49人中13人（27%）が前立腺がんの治療が必要になってしまいました。

それに対し、**抗酸化ビタミンとイソフラボンを補給**し、ストレスマネージャー（週

1回電話相談をして、ストレスを軽減させた）を行ない、1日15分間の歩行をした人は、44人中2人（5％）しか治療する必要がなくなり、がんが進行せずに済んだという有名な研究です。

生活を変えなかった人はアウトですが、1日たった15分の運動でも、前立腺がんの進行を抑えることができるという、大変心強い論文です。強調したいのは、ライフスタイルを変えるだけで、がんになりかかっている人でも改善の余地があるということです。

アンチエイジングを実践する私も、週に3日は30分以上の歩行をしています。まとめて30分とれなくても、小分けにして10分×3回でもいいと言われています。たとえやせなくてもいいのです。ここに挙げた前立腺がんだけではありません。運動すると、SPARC（スパーク）というタンパク質が筋肉から出て、大腸がんを抑えることがわかっています。運動不足は大腸がんの最大のリスク因子なのです。

運動すれば、**誰でもがんを減らせる可能性がある**のです！　素晴らしいことだと思いませんか？

ビタミンD3を補給すれば、インフルエンザにかかりにくい

最近は、インフルエンザ予防に、あるビタミンが有効であることが判明しています。インフルエンザは受験の季節に流行しますので、とくに受験生には注目の事実です。そのビタミンとは、ビタミンD3のことです。ビタミンD3は今、最も注目されているビタミンです。

学童および成人の**インフルエンザや風邪（ウイルス性気道感染症）の予防に、ビタミンD3が有効**であることがわかってきたのです。比較的新しい論文なので、医師の中にもまだ知らない人もおり、患者さんにもなかなか広まりません。

季節性インフルエンザの予防にビタミンD3が有効であることは、東京慈恵会医科大学のチームが報告しています。

対象者の半数にビタミンD3（30マイクログラム＝1200単位）入りカプセルを飲んでもらい、残り半数に、ビタミンD3が入っていないカプセルを毎日飲んでもらい

ました。

すると、ビタミンD_3なしの子どもは、19%がインフルエンザに感染しました。それに対し、ビタミンD_3入りのカプセルを飲んでいたグループでは、インフルエンザに感染したのは11%と、およそ半分だったのです。ビタミンD_3はカテリシジンという抗ウイルスタンパクを誘導し、インフルエンザウイルスにかかりにくくすることがわかってきました。

ビタミンD_3は、皮膚が紫外線に当たることで、体内で合成できる栄養素です。ですから、ビタミンD_3の血中濃度は、夏に高く、冬に低い傾向があります。冬に風邪をひきやすくなる原因のひとつは、**日光が弱くなるためにビタミンD_3が不足し、免疫力が低下する**ためだと考えられています。

冬になる前に、子どもも大人もビタミンD_3をサプリメンテーションすることで、風邪やインフルエンザにかかりにくくすることができます。

冬は、ビタミンD_3で乗り切りましょう。

また、ビタミンD_3には抗がん効果があります。ビタミンD_3の血中濃度を1ミリリットル当たり30ナノグラムに維持すれば、大腸がん、乳がんなどのリスクを30〜50%減らすことができ、１日当たり25マイクログラム（１００単位）のビタミンD_3補充で、大腸がん、乳がん、前立腺がんのリスクを50％軽減できると報告されています。

ビタミンD_3が不足していないかどうかは採血で簡単にわかります。活性化ビタミンD_3（$1.25(OH)_2D_3$）を測定してもらうといいでしょう。

日本人の中高年女性の50％以上がビタミンD_3不足で、もっと積極的にビタミンD_3を摂らないといけないことが明らかになっているのです。

骨折リスクもビタミンD_3服用により下がります。

現在、日本人の骨粗しょう症の予防と治療には、ビタミンD_3を１日当たり10～20マイクログラム（４００～８００単位）摂ることが必要だと言われています。定期的にカルシウムの値もいっしょに測定してもらってください。

ほかにも、ビタミンD_3は、アルツハイマー型認知症の予防にも重要であることがわかってきています。ビタミンD_3摂取量が少なかった女性は、多かった女性に比較して、7年後の**アルツハイマー病の発症リスクが高かった**ことも報告されています。

まずは１日25マイクログラム（１０００単位）のビタミンD_3からサプリメンテーションするとよいでしょう。

ビタミンD_3が不足すると、がんの転移が94％上昇する

米国の女優、アンジェリーナ・ジョリーさんが乳がんの予防のために、両乳房を切除したというニュースが流れました。日本人女性でも20人に1人は乳がんを発症すると言われており、年間1万人が死亡しているとされています。

切除については賛否両論がありますが、日本でもピンクリボン運動などで乳がん予防の動きはどんどん広まってきており、予防に対する意識は高くなってきています。

乳がんに対して科学的データが出てきている栄養素も報告されています。

その一つが、ビタミンD_3です。

血清ビタミンD_3が低い人ほど、乳がんを発症するリスクが高いことがわかっています。それだけではなく、ビタミンD_3の欠乏は、**乳がんの転移や死亡リスクの予測**になるという報告です。ビタミンD_3が欠乏していた女性は、十分なレベルに達していた女性と比較して、遠位転移（乳がんが肺や脳など他の臓器に転移）するリスクが94％高

く、死亡リスクが73％高いという結果でした。

血中のビタミンD_3レベルと乳がんの発症リスクとの関連については、これまでにも報告されていますが、今回の結果で、血中ビタミンD_3レベルが予後（治療後の経過）にも影響することが示されたことになります。

また、乳がんだけでなく、**ビタミンD_3濃度が低いと結腸がんや膵臓がん、リンパ腫のリスクが高まる**ことがわかっています。

ビタミンD_3は、食品では、鮭やウナギのような脂肪の多い魚に多く含まれますが、食事からがん予防やインフルエンザ予防に有効な量を摂るのは、なかなか困難です。サプリメンテーションが望ましいと考えられます。

ビタミンD_3は、医薬品としては「アルファロール」として使われています。

他に、乳がん予防にプラスの効果が示唆されているものにＥＰＡ（魚油）とレスベラトロールがあります。

乳がんの要因のひとつとして、女性ホルモン（エストロゲン）の酸化が関わっています。レスベラトロールは、エストロゲンの酸化に関わる酵素を抑え、女性ホルモンを安定化させ、乳がんの予防効果があることが推測されています。

3章 ＊若々しく長生きするためのアンチエイジング法

テロメアは寿命の切符
～命の切符を長くする方法～

「細胞分裂の切符」である、テロメアの話です。テロメアとは、ギリシャ語で『末端（end）』を意味します。

図のようにテロメアは、ヒトの染色体の先端の部分です。テロメアは**染色体を保護する役目**を持っています。細胞は、分裂するたびに、このテロメアの長さが短くなってしまい、〝テロメア切れ〟になると、それ以上分裂できなくなり、死んでしまいます。

これは医学誌『The Lancet』に2003年に掲載されたデータで、有名な論文です。

―― 寿命の切符　テロメア ――

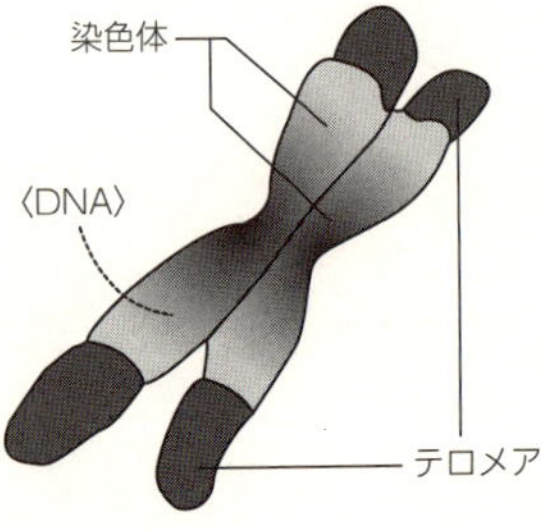

染色体
細胞の核内にあり、長いDNAを内部に収容するタンパク質からなる

DNA
二重螺旋《らせん》の分子構造を持つ遺伝情報をつかさどる遺伝子の本体

テロメア
染色体の両端にあり、遺伝には関与しない

テロメアが長いほど、寿命が長いのです。

命の切符テロメアは、何もしなければ、**加齢に伴い、短くなってしまう**ことがわかってきています。この切符の減少をいかに上手に防ぐことができるかが健康長寿のカギになります。テロメアの長さは現在、採血で簡単に調べられます。また、テロメアでは次のようなこともわかってきています。

〈テロメアの特徴〉

①テロメアが長い人は、見た目が若々しい。顔のしわが少ない。
②うつ状態やストレスが多い人は、テロメアの短縮が強い。
③テロメアが短い人は動脈硬化が強く、心筋梗塞や突然死などの心臓血管イベント（事故）が多い。
④血中ビタミンD_3濃度が高い人は、テロメアが長い。

人間はこのテロメアを長くする酵素「テロメレース」を持っているのですが、たばこを吸う人は、テロメレースの活性が低いことがわかっています。逆に、運動をすることでテロメレースの活性を増加させることができることもわかっています。

そうです。マイルドな運動をしたり、規則正しい生活をし、活性酸素を防ぐなどのライフスタイルの改善によって、テロメアは長くできるのです。

また、最近では、コレステロールを下げる薬（「リピトール」などのスタチン系薬剤）で、テロメアが長くなることがわかっています。コレステロールを下げる薬を飲むことで、コレステロールが下がる以外に、寿命まで長くできることが示唆されているのは大変興味深いことです。

ほかにも魚油（ＥＰＡ＝エイコサペンタエン酸）やレスベラトロールも同じ作用があります。レスベラトロールとは、**抗酸化作用で注目されるポリフェノールの一種**です。ブドウの皮の部分や赤ワイン、ピーナッツの薄皮などに含まれています。

また、葉酸が不足すると、有害な「ホモシステイン」が増え、テロメアが短くなってしまうことがわかっています。

現在、世界60か国で葉酸を穀類やパンに添加するように強制的に法律で定められていますが、日本では無対策です。

葉酸が老化物質を減らし、骨にも良いことは、Ｐ57にも述べましたね。

フランス人は、高カロリー食でも心筋梗塞が少ないのはなぜ？

「フレンチ・パラドックス」という言葉をご存じですか？　フランス人は、フランス料理のような高カロリーで高コレステロールのものを食べているのに、心筋梗塞になる人が少ないのです。それは、**フランス人がレスベラトロールを含んだ赤ワインをたくさん飲む**からではないかと言われているのです。

私も赤ワインを飲んで、レスベラトロールを補給しています。レスベラトロールについては、P207でも紹介しています。

さて、悪者扱いされているコレステロールですが、一方でコレステロールの極端な下げ過ぎは体に良くないことがわかっています。しかし、なぜ下げ過ぎが良くないのか、読者の皆さんもきちんとした説明を受けたことはないかもしれません。

コレステロールを下げる薬は、コレステロールが作られるのをブロックします。実は、その過程で、体のエネルギーを燃焼させるコエンザイムQ10の生成を抑えてしまうのです（下図）。

コレステロールを下げる薬は、コレステロールを作らせないのと同時に、体のエネルギー産生に重要なコエンザイムQ10が作られるのを抑えてしまうのです。

ただでさえ、加齢とともにコエンザイムQ10は不足していきます。とくに心臓において下がっていき、心臓の収縮力を抑えてしまうのです。コレステロールの下げ過ぎが良くないのは、このような理由なのです。

コレステロールを下げるのは、**狭心症や心筋梗塞、脳梗塞の予防や再発防止**に重要ですが、下げ過ぎると元気がなくなりますので要注意なのです。何事もやり過ぎは良くないのです。

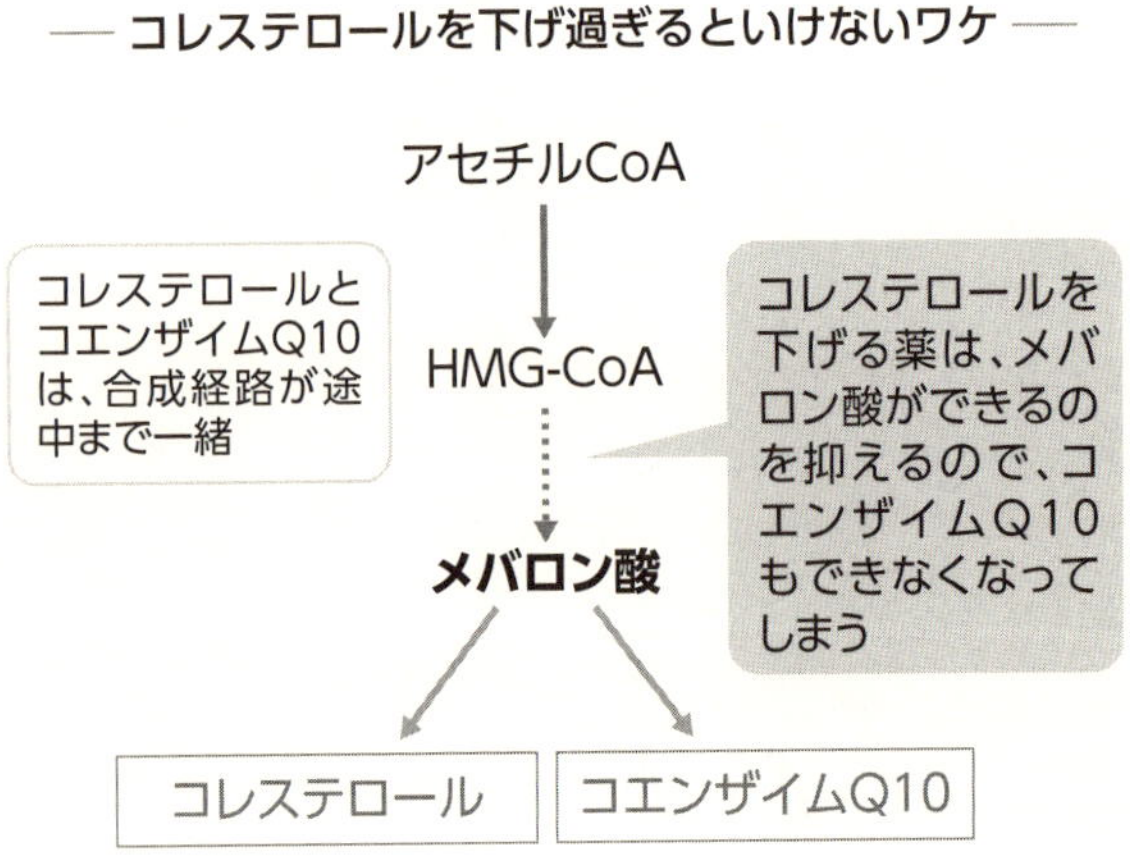

―― コレステロールを下げ過ぎるといけないワケ ――

なぜイスラム教の人は長生きなのか？

世界各国の国民の寿命を見ると、日本や米国など先進国で、経済的に豊かな国ほど寿命が長い傾向にあります。

国の経済状態、衛生状態と国民の寿命は関係しているのです。ただ、イスラム教を信仰している国では、それほど国の経済状況が良くなくても、国民が長生きしているのです。同程度の経済状態の国と比較すると、イスラムの人はずっと長生きなのです。

イスラム教には「ラマダン」という、１か月の断食を行なうという宗教儀式があります。１か月間、**日没から日の出までの間（夕方以降から翌未明まで）に1日分の食事を取る**というものです。

この断食という宗教文化が、イスラムの長生きに影響を与えている可能性があります。

昔から医学的に断食は体に良い影響があることがわかっていました。旧約聖書には、

「てんかん」を治すには、祈りを捧げるか、断食するかしかないと記載があるのです。

てんかんとは、脳神経細胞の異常興奮により、全身にけいれんが起きたり、意識を失ってしまう病気です。断食を行なうと、人間の体はエネルギーを得るために、脂肪を分解して「ケトン体」を作ります。

ケトン体は、肝臓のミトコンドリアで作られ、血液脳関門を通過して脳に達し、このケトン体が神経の異常興奮を抑えるのです。絶食療法により、精神を安定させるアルファ波が増え、**不安や緊張の脳波であるベータ波**が減ります。昔の医療では、「ケトン食療法」といい、難治性てんかんの患者さんに高脂肪・低タンパク質の食事を与えて、擬似的な断食療法を行なっていた時期があります。現在でも東北大学では、過敏性腸症候群に対する心理療法として、入院の上「絶食療法」を行っており、成果を上げています。

ケトン体はアルツハイマー病やパーキンソン病モデルマウスで、脳神経細胞数の減少を抑える効果が認められており、脳に良い影響を与えることがわかっているのです。

断食で活性化される長寿遺伝子には差がある

断食療法には2種類があります。

①カロリーリストリクション
カロリーを70％に制限した食事を、連日決まった時間に食べる。

②間欠的絶食
食事自由摂取状態と、水以外一切口にしないといった絶食状態を、24時間ごとに交互に繰り返す。

ともに、寿命の延長効果が確認されています。

①、②ともに**サーチュインという長寿遺伝子が活性化する**ことがわかっていますが、活性化されるサーチュイン遺伝子には違いがあることが明らかになっています。

長寿遺伝子であるサーチュインには1番から7番まで7種類があります。

①のカロリー制限では、サーチュイン1が活性化します。

②の間欠的絶食のように、長めの15〜20時間以上の絶食でようやくサーチュイン3が活性化します。サーチュイン遺伝子3は、動き始めるのに時間がかかるのです。

このサーチュイン3こそが、ケトン体の合成に重要な働きをしています。したがって、週末などに、水以外は摂取しないという②のタイプの長めの断食を行なうことは、体の長寿遺伝子をまんべんなく働かせる上でカギとなります。

①に組み合わせて②の断食を月に1回ほどするのは、健康に良いことになります。

古くなって傷ついたミトコンドリアを分解して新しくする「マイトファジー」という体の新陳代謝も、20〜24時間という長めの絶食で活性化することがわかっています。

絶食することで、**健康なミトコンドリアを維持するシステム**が働き出すのです。タイプの違った絶食を組み合わせることで、長寿遺伝子をまんべんなく活性化することができるのです。

メラトニンで熟睡、アンチエイジング！

「あー。本当によく寝たなあ」

私は、毎朝、実感しています。平均睡眠時間は7時間です。ですが、本当に深く眠ることができます。アンチエイジング的に睡眠は7時間がベストで、それより長くても、短くても、寿命が短くなるという報告があります。

ただ、残念ながら**加齢に伴い、睡眠の質が低下していく**ことがわかっています。脳の松果体というところから、メラトニンというホルモンが出て、これが睡眠のリズムを調節してくれますが、年齢とともにメラトニンが出なくなってくるからです。とくに、70歳以上になるとその分泌は、ピーク時の10%ほどになってしまうことが明らかになっています。

このメラトニンは、睡眠のリズムを整える以外に、ビタミンEの数倍の抗酸化力（体をサビから守る力）を持っています。活性酸素を直接消去する効果があるのです。

これは、睡眠の質を向上させると同時に、アンチエイジングの大きな切り札のひとつになります。

睡眠薬と呼ばれるものは、睡眠中の脳波を変化させてしまったり、依存性が出てしまったりします。それに対し、メラトニンで得られるのは強制的な睡眠ではなく、自然な眠り（体感してみるとわかります）なので、心地よく満足できます。

睡眠というものは、本当に人生の大きな要《かなめ》です。これを改善することで、やる気が出たり疲れにくくなり、目標のためにがんばれたりします。

牛乳には、メラトニンが含まれていますので、寝る前に飲むと良いでしょう。

睡眠のリズムを作るには、**朝起きたら、まず太陽の光を網膜に当てる**ことです。太陽の光が網膜に当たってから、15時間後にメラトニンが出るようにセットされます。その後1～2時間で眠気が現れるようになります。

最近では、メラトニンを松果体から出してくれるタイプの睡眠導入剤もあります。武田薬品が製造している「ロゼレム」というマイルドな薬です。高齢者にも安心して使えますのでお医者さんに相談してみましょう。

睡眠で元気パワー全開です！

脂肪を多く摂ると、記憶力が悪くなる

脂肪を多く摂ると、長く胃に停滞して消化に時間がかかる上に、胃が活発に働かなくてはなりません。また、脂肪が多い食事は、胃の入り口の食道括約筋をゆるめてしまうので、胃酸が食道に逆流して胸焼けを生じる「逆流性食道炎」の原因になります。

現在の日本人は、**20年前の日本人と比較し、胃酸分泌能が2〜3倍になっており、逆流性食道炎の患者さんが増えている**ので注意が必要です。

また、脂肪を多く摂ると、「頭が悪くなる」つまり、記憶力が落ちることがわかってきたのです。さらに、脂肪を多く摂ると、死亡しやすくなるようです。沖縄県は30年前には、長寿で健康な人が多い県として内外に知られていました。１９８０年まで、男女ともに沖縄は日本一の長寿県だったのです。しかし、そんな沖縄の現状は一変しました。

最近の沖縄県は、定年前（65歳未満）に亡くなる男性の割合が全国1位なのです

（女性も5位）。また、死因別死亡率全国順位で、糖尿病で亡くなる人が全国一なのも沖縄県なのです。

沖縄県は長期にわたり、脂肪エネルギー比率が全国平均より5％も高いことがわかっています。

伝統食を食べていた30年前の沖縄から現在のような状態になった原因は、米軍の影響が大きいと思われます。

米軍から加工肉の缶詰やランチョンミートが伝わり、1960年代には基地の食堂が開放され、ステーキやファストフードなどの米国の食事が広まりました。

これにより、**戦後低かった沖縄県民の脂肪の摂取量が1960年から1970年にかけて急上昇**し、本土よりもずっと脂肪摂取量が増え、肥満度が増していったわけです。

脂肪の摂り過ぎが、沖縄県のこのような「健康暴落」を生んでいるのです。脂肪＝死亡、と覚えておきましょう。

この脂肪摂取の問題は沖縄県に限ったことではなく、世界的な問題となっています。

2011年には、ハンガリーが「ポテチ税」を導入、デンマークでは同年に「脂肪税」を導入したほどです。

なぜ食品に税金をかけるのか？　それは、「脂肪を求める欲求」は自分の努力ではいかんとも抑えがたい強い欲求だからです。現在の日本人には、脂肪をおいしいと感じる嗜好《しこう》、脂肪への欲求が高まり過ぎています。

たとえば、**江戸時代にはまずいと捨てられていたマグロのトロ**が、もてはやされています。肉も、さしの入った霜降り肉がおいしいとされています。

しかも脂肪への嗜好は、「脂肪を食べるほど脂肪を求める気持ちがさらに高まる」という悪循環があることがわかっています。その原因は、食欲や体重をコントロールする中心基地である脳の「視床下部《ししょうかぶ》」という場所にあります。

脂肪を摂り過ぎると、この視床下部に「メタボリックストレス」がかかり、自律神経のバランスが崩れ、このような悪循環が起こります。

では、この「脂肪を摂ると、さらに脂肪を求める」という高脂肪食の欲求（嗜好性）を軽くするにはどうしたらいいでしょうか？　これがかなうならダイエットにも応用できます。

その解決のカギは「ガンマ・オリザノール」という成分にありました。この成分を多く摂ると、脂肪をはじめとする脂っこいものを食べたいという欲求が下がります。食行動に変化が生じるのです。

マウスの実験では、「ガンマ・オリザノール」をエサに混ぜて摂らせると、マウスは高脂肪食を選択しなくなり、体重がぐっと落ちます。この「ガンマ・オリザノール」は、玄米に多く含まれています。

玄米には、肥満や糖尿病を改善するものが多く含まれています。胃を改善し、ダイエットにもメタボにも効く玄米を生活に取り入れることで、自動的にあなたを健康にする生活が始まるのです。

脂肪に関しては、まだほかにも知っておくと得する話があります。たとえば、人間の生体リズムをとっているのが「時計遺伝子」です。「クロック遺伝子」とも呼ばれています。

脳の「視交叉上核《しこうさじょうかく》」という場所に、そのクロック遺伝子の司令基地があります。

この体内時計の中枢である視交叉上核の働きを、脂肪酸が狂わせ、日内リズムを崩すことがわかってきました。これにより、リズムを崩した体には異変が起こり、**食後に中性脂肪が上昇し、血糖値も上がりやすくなり、朝に血圧が上昇する早朝高血圧に**

なりやすいことがわかっているのです。

脂肪の摂り過ぎは、人体の生体リズムを著しく壊してしまうのです。

ダイエットには、運動しながら、鮭を食べよ!?

実は、最新の研究データから興味深いことがわかってきました。

運動をするときに「アスタキサンチン」を摂取すると、脂肪が燃焼しやすいということが明らかになったのです。

アスタキサンチンとは、鮭やカニ、エビに含まれる赤い色素の成分です。最近は赤い色をした化粧品がよく販売されています。アスタキサンチンは抗酸化作用が強いので、肌のサビ止めとして、化粧品に入れられているのです。

運動をすると、エネルギーを得るために何かを燃やすわけですが、筋肉などのタンパク質が燃えないで、できれば**脂肪が燃えてくれた方が、ダイエットに良い**わけです。

しかし「なかなか脂肪が減ってくれない」という方も多いでしょう。そんなときの味方がアスタキサンチンです。

運動時に何が燃えているのか、最近は吐く息に含まれる成分（呼吸商）を調べるとわかります。アスタキサンチンをサプリメントの形で服用しながら運動すると、たしかに脂肪がエネルギーとして燃えていることがわかるのです。

アスタキサンチンは、メラトニンと同じく、**口から摂ると、血液脳関門を通過して、脳まで達する**ことがわかっています。脳に良い（「アルツハイマー型認知症」の予防に効果あり）ことや、目に良い（失明の大きな原因である加齢黄斑変性症の進行の予防に効果あり）ことはわかっていましたが、何とダイエットにも有効なのです。

ダイエット効果があり、がんにもなりにくいメトグルコとは

漢方で「防風通聖散《ぼうふうつうしょうさん》」というやせる効果のある薬がありますが、それ以外にも「メトグルコ」という薬があります。この薬は、糖尿病の人に使う薬です。この薬を使うと体重減少効果があることがわかっています。

さらにメトグルコを服用している人は、がんになりにくいことがわかっています。最近の国内外のデータでは、大腸がん、脳腫瘍、乳がんなどのがんを減らすという報告が出ています。

しかも低血糖にならないマイルドな薬なので、米国では糖尿病の治療を開始するときに、最初に使うべき薬（ファーストチョイス）とされている評価の高い薬です。糖尿病の薬は、血糖を下げてくれる薬ですから、血糖が正常の人が強い糖尿病の薬を飲むと**血糖が下がり過ぎて、低血糖という状態**になります。しかしこのメトグルコは、血糖が正常な人が飲んでも低血糖にはならないことがわかっています。

数ある糖尿病の治療薬の中からどれかひとつを飲むなら、メトグルコを選択してもらうのは、がんを予防するためにもいいことです。

なぜなら糖尿病の人は、がんにかかる確率も高いからです。血糖が高い人はがんになりやすく、肝臓がん、胃がん、大腸がん、膵臓がんなどにかかるリスクが高いのです。糖尿病の治療薬でありながら、やせる、がんを予防する効果がある。これがメトグルコの副次効果です。

やせる効果がある薬としてはほかに、コレバインという高脂血症の薬があります。これは**腸管の中で胆汁酸を吸着して、コレステロールを下げる**薬です。40年来使用されている安全な薬です。これを飲んでも、やせる効果が十分期待できます。

以上のように、薬には主な効果（血糖を下げるなど）のほかに、副次効果（がんが減る、やせるなど）があります。これを利用しない手はありません。

たくさんの種類の薬がありますので、医師と相談して飲む薬は決めたいものです。

― 薬の副次効果を確認しよう ―

意外な副次効果のある薬例		
薬名	処方される疾患	主な効果と副次効果
アクトス	糖尿病	血糖値を下げるほか、脳梗塞は47%、心筋梗塞は37%リスクが下がる
エパデール	高脂血症	・血管年齢を若返らせるほか、脂肪肝を改善する ・心筋梗塞は53%、脳梗塞は20%リスクが下がる ・サイレントな炎症を抑える ・乳がんのリスクを下げる可能性あり ・不整脈を減らす ・テロメアを長くする
リピトール、リバロなど(スーパースタチン)	高コレステロール血症	・テロメアを長くする ・コレステロール値を下げるほか、血管に付着した脂を除去する ・心筋梗塞は35%、脳梗塞は16%リスクが下がる
ランサップ	胃・十二指腸潰瘍	ピロリ菌を除去し、潰瘍の再発や胃がんを予防する慢性胃炎の消去で慢性炎症による動脈硬化を抑える
バイアグラ	ED	週1回半年間の服用で活性酸素による遺伝子のダメージが減る
レビトラ	ED	糖化によるAGEs(終末糖化化合物)を抑える
メトグルコ	糖尿病	やせる、がんを予防する
コレバイン	高脂血症	腸内細菌を変化させ、やせる
ウルソ	肝炎	肝炎を抑えるほか、胃の細胞の自殺を防ぐ

肥満は感染する!?

最近の研究データから興味深いことがわかってきています。それは、「肥満は感染する」ということです。

『Science』誌に2010年に掲載された論文によると、腸の中に細菌を持たない無菌マウスを、太っているマウスといっしょに飼うと、太っているマウスの中の腸内細菌が無菌マウスの腸の中に感染し、著しい肥満になることがわかったのです。

太ったマウスの腸の中の特徴は、「ファーミキューテイス属」の腸内細菌が多いことです。それに対して、やせたマウスの腸には、「バクテロイデス属」という腸内細菌が多いのです。

腸内細菌の種類が、肥満の要因になることを示した最初の論文でした。もしかすると、**太った家系の人は、家族から太る腸内細菌をうつされている**ことが将来わかるようになるかもしれません。現在、腸内細菌の遺伝子ゲノム解析により、肥満を起こす有望菌種116種類が同定されています。

肥満に関連する菌が、わかってきているのです。

前述したコレバインを飲んでいると、太っている人の腸内に多い「ファーミキューティス属」という腸内細菌が減り、スリムな人の腸の中に多い「バクテロイデス属」という腸内細菌が増えます。

太っている人の腸内に多い「ファーミキューティス属」の菌は、**食べたものを過剰に消化し過ぎた結果、食べ物から栄養を吸収し過ぎてしまう**ことが最近の研究でわかってきました。

それに対し、スリムな人に多い「バクテロイデス属」の菌は、過剰に栄養を吸収しないので、やせやすい体質にしてくれるのです。このようにやせている人の腸の中にすんでいる腸内細菌と、太っている人の腸の中にすんでいる腸内細菌では、個体差があります。

コレバインはコレステロールを下げる薬でありながら、腸内細菌を改善し、やせさせてくれるという副次効果を持っているのです。

中性脂肪が高くて太っている家系の人は、一度医師に相談してみるのも一法です。

長生きの人には、低体温が多い

実は、最近のセンテナリアン研究（１００歳を超えて生きた人を研究したデータ）では、長生きの人は低体温の人が多いことがわかってきています。「低体温が長寿につながる」というきちんとした医学論文は、『Science』誌を含め30以上あります。

それに対し、高体温が長生きにつながるという論文はひとつもありません。低体温、高ＤＨＥＡｓ、インスリンが低いの３つが、長生きマーカーと言われています。

アカゲサルなどの研究でも、**カロリーを控えること（カロリーリストリクション）で長寿になる**ことがわかっていますが、カロリーリストリクションによって、低体温になることもわかっています。

アメリカ国立老化研究所が、体温が高い人と低い人を追跡調査すると、体温が低い人の方が長生きしていることがわかりました。

遺伝子操作をして、体温を下げたマウスの寿命が長くなったというデータもあります。体温を0・3度から0・5度下げることで、平均寿命が12〜20%も延びています。考えられる理論としては、エネルギーを燃やす際には、必ず活性酸素という細胞毒が生まれます。少量ならばいいのですが、増えると危険です。

イメージとしては、大きなボイラーで、がんがん石炭を燃やして走っている機関車と、人力でそろそろと進んでいる自転車では、自転車の方が安全でクリーン。機関車は燃料が燃えるときに活性酸素という燃えかすが出て、人体環境に悪い。効率が悪く、老化やがん化などの事故の危険も多い、ということです。

カロリーを抑えた体で、必要最小限のエネルギーを効率良く使用して、**ミニマムに生活する、エコカーのような状態が長寿には良い**というわけです。

ただ、体温が高い方が、免疫力が高まり感染症には強くなるようです。低体温の人は感染症に注意しながら、そろそろと長生きのために安全運転です。感染症に強くなるために、明らかなエビデンスがあるのは、ビタミンD_3（動物由来）です。前述のように、ビタミンD_3をサプリメンテーションしていると、冬のインフルエンザウイルスや風邪にかかりにくくなるという確かなデータがあります。

体温が高い人は、抗酸化物質を摂る

よく「体温を上げましょう」と本に書かれていますが、人間には恒常性（ホメオスタシス）を保つ作用が働いているので、心の中で「体温を上げるぞ！」と頑張ったところで、実は体温を上げることができません。そう簡単には変えられないのです。

体温は、自律神経が支配しているので、意識でどうこうできるものではないのです。ただ、食べたり、体を冷やさないように温めるとか、運動で、冷え性（末梢循環不全）は治せます。低体温と冷え性は別物なのです。それらの本は、「冷え性を治しましょう」という本なのです。

ただ、熱く燃える男は、とてもカッコイイ。私もどちらかといえば、熱気に憧れます。太く、燃えて生きる。エコカーよりもランボルギーニ。人生は選択です。ただし活性酸素を生じやすいので、短命のリスクが高くなります。

燃える人生を選択する人は、対策として、**抗酸化物質をよく摂る**ことが重要です。

〈抗酸化物質が含まれる食品〉

・ビタミンC、ビタミンE、ビタミンA——新鮮な野菜と果物。ビタミンCはサプリメンテーションがおすすめです。
・アスタキサンチン——鮭やカニ、エビの赤い成分
・リコピン——トマト、ニンジン
・クルクミン——カレー
・レスベラトロール——ブドウ、赤ワイン、レーズン
・スルフォラファン——ブロッコリー
・EPA・DHA——サバ、イワシ、鮭、ニシン

活性酸素吸収能力（Oxygen Radical Absorbance Capacity：ORAC）の高い食品としては、**こうじ、ココア、ドライフルーツ、シナモン、レーズン、玄米、チョコレート、バジル**が有名です。これらを摂れば「太く熱く長く」生きられるでしょう。

結論として言えることは、体温が低いからといって、過度に心配しないことです。くよくよせずに、長生きできる素質があると思って自信を持ちましょう。そして、ポジティブにできるアンチエイジング対策をしていけばいいのです。

長寿遺伝子を活性化する話題のサプリとは？

同じ年齢のサルなのに……。

写真は、英文医学誌『Science』に掲載された有名な写真です。アンチエイジングを志すなら、ぜひ知っておいてほしい写真です。

AとB、CとDは、同じサルの写真です。左のサルは、なんだか老化しています。しっぽは垂れ下がり、脱毛や白髪が多く、毛並みも悪く、しわも多い。それに対し、右のサルは、若々しく、**しわも少なく眼光も鋭く、しっぽもピン**と立っています。

左右とも同じ年齢のサルなのですが、実は違

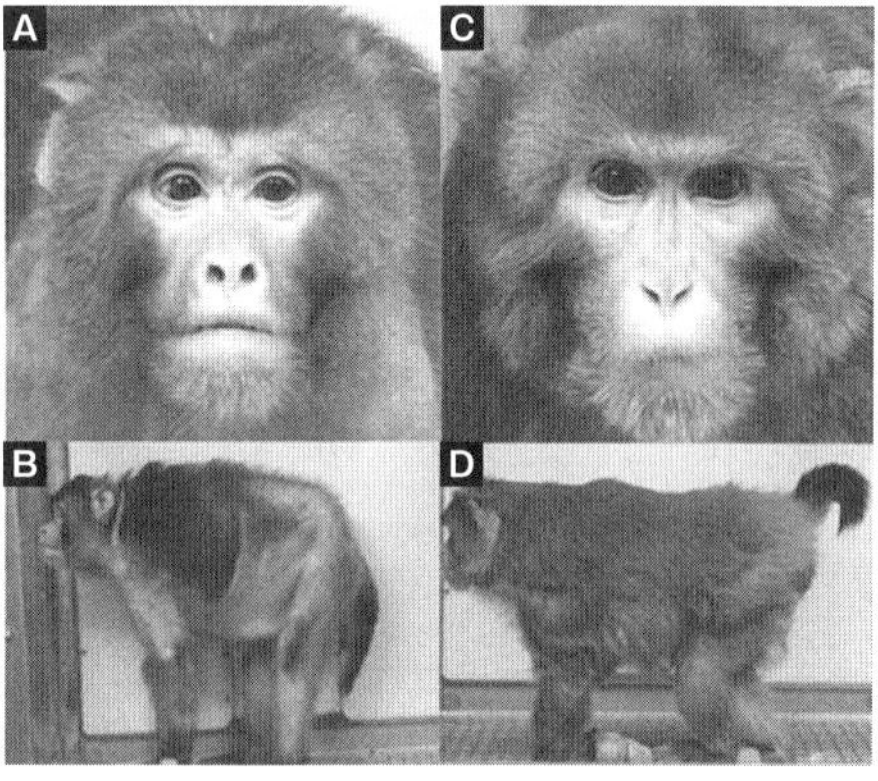

いは「食べ物」です。左は、好きなだけ、欲しがるだけエサを与えて、食べ放題だったサル。右は、カロリーを30％抑えたエサを与えられたサルです。

そうです。カロリー制限がこれだけの外見の差を生み出しているのです。外見だけではありません。実は、右のサルは左のサルに比べて、寿命延長効果が明らかです。カロリー制限が、霊長類の新陳代謝に変化を及ぼして、寿命延長効果を高めることが示されました。

その原因は、カロリー制限により、長寿遺伝子であるサーチュインという遺伝子が活性化するためです。サルを解剖してみると、年齢関連疾患（がん、糖尿病、血管疾患、脳萎縮）なども、右のサルの方が大きく差をつけて少ないこともわかっています。

サーチュインという遺伝子が活性化されると、サーチュインが活性酸素の毒から細胞を保護したり、**エネルギーを作る働きをしているミトコンドリアの老化**を防止したり、染色体を保護し、細胞分裂の切符と呼ばれるテロメアの短縮を抑えることが、寿命を延長する理由だと言われています。

そうは言っても、「カロリー制限は難しい！」という声が聞こえてきそうです。そんな方にお知らせしたいのが、最新医学で新しいアンチエイジングの切り札と言われている成分です。
それは「レスベラトロール」というポリフェノールの一種で、長寿遺伝子「サーチュイン」を活性化してくれます。

レスベラトロールのサプリメントは、クリニックや薬局、スーパーマーケットなどで入手できますが、摂取する際には、注意が必要です。レスベラトロールは、その中でも「トランスレスベラトロール」という成分に効果があるのです。

ほとんどの学術論文で使用され、さまざまな良い効果を得ているのがこの「トランスレスベラトロール」ですので、選ぶときには、注意してください。きちんとした効果を期待するなら、**トランスレスベラトロールを1日150ミリグラム摂る**ことが必要とされています（赤ワインで100杯分に相当）。

日本でも安価なレスベラトロールが売られていますが、「総レスベラトロールとして〜mg」とか、「レスベラトロール類として〜mg」とか、誤解を与えるような記述がされていて、肝心なトランスレスベラトロールがどれくらい入っているか記載のないものが多かったり、体に有害なイタドリ由来のレスベラトロールだったりします。

アンチエイジング専門医の指導を仰ぐのが、最も安心かつ確実です。

40歳以上の女性は、ウォーキングと筋肉強化で健康寿命が延びる

「ロコモ」の話です。「ロコモティブ・シンドローム」。これは、**サルコペニアと言い、筋肉が弱くなって、減ってしまっている状態**を指します。

サルコ＝筋肉
ペニア＝減弱、弱くなる
という意味です。

実は、ロコモが現代人にとって大きな問題になりつつあります。そうです。筋肉が少ない人が増えているのです。サルコペニアは日本人の40歳以降の女性に、強く出ていることがわかっています。

今の日本の女性を調べてみると、肥満者が減っています。ダイエットや体型を気にするあまり、ろくなものを食べていない。カルシウムもタンパク質も少ない。1日に歩く歩数も減っており、筋肉が著しく減ってきているのです。それに対して男性はメ

タボが増えている。

そうすると、今後予想される由々しきシナリオとしては、奥さんの長寿者は増えるが、栄養不足で認知症や筋肉不足から、寝たきりになり、旦那さんは、メタボで早く死ぬ。よって、奥さんは、ひとりぼっちの要介護状態になってしまう。つまり、**女性は、長生きはするが、健康寿命が短くなってしまう**ということです。

象の寿命が動物園では短いのをご存じですか？

２００８年の『Science』誌に「自然に生きている象の方が長寿である」ことが大規模研究により報告されました。私たち人間も、運動不足ではいけないということです。

運動器官の機能向上のため（ロコモティブ・シンドローム予防のため）の努力をしなくてはなりません。女性は早くからこれを自覚し、若いころからよく歩くことと、マイルドな足腰の筋肉トレーニングにいそしむ必要があります。40～50歳からの努力が、後になって効いてきます。若いころからのリスクマネージメントが大切です。

やせている方ががんになりやすい

太っていることは、病気の危険性が増えるとみなさん認識していますが、日本人は逆にやせている方ががんになりやすいというデータがあります。

次ページの図の男性のグラフを見て頂ければわかる通り、日本人のがんの特徴は、「逆Jシェイプ型」になっていることです。

ＢＭＩ（肥満指数：身長の二乗に対する体重の比で体格を表す指数、ＢＭＩ25から肥満）で見ると、**ＢＭＩ25あたりが一番がんになりにくい**ことがわかります。つまり、肥満ぎりぎりくらいが一番がんのリスクが少ないということです。

ＢＭＩが30を超えて、かなり太ってくるとがんのリスクは上昇しますが、むしろ、ＢＭＩが14〜21くらいの人の方が、がんのリスクが高いのです。

ＢＭＩが18・5未満をやせ過ぎとしていますが、このあたりだとかなりがんのリスクは高くなります。

BMIとがんによる死亡率

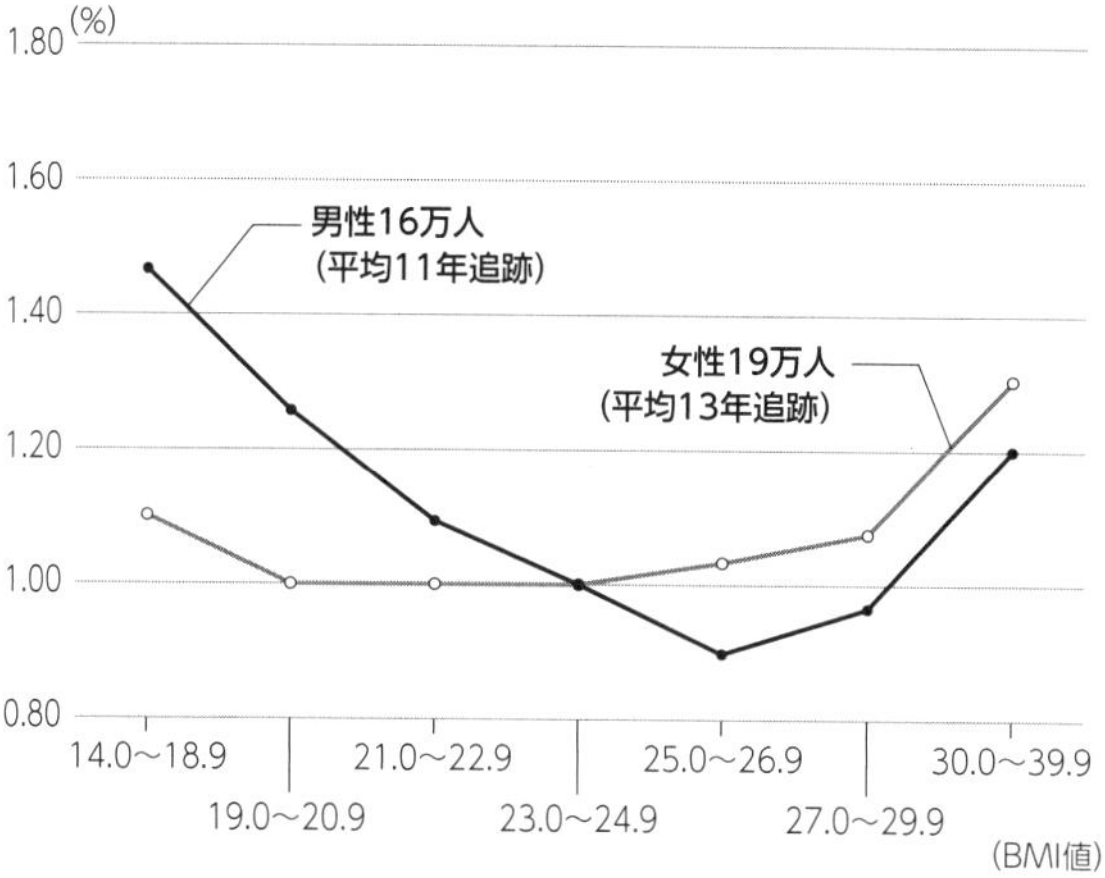

BMIと肥満の判定

BMI	判定	
≧25〜30>	肥満1度	肥満
≧30〜35>	肥満2度	
≧35〜40>	肥満3度	
≧40	肥満4度	
≧18.5〜25>	普通体重	
<18.5	低体重	

日本人の場合、どちらかというと太っていることよりもやせていることの方がリスクになりやすいのです。欧米人は逆で太っていることでがんになりやすいJシェイプ型です。

また、女性は、「若いときやせていて、中年以降に太る女性が乳がんになりやすい」ということがわかっています。**女性は、若いときにダイエットし過ぎると、乳がんになりやすい**ので要注意です。

20歳ころに、標準的な体型になるようにして、なるべくその体重を維持するというのが乳がんになりにくい方法だといえます。

ハーバード式「心身を健康にする旅行術」

C社長（50歳）が愛車のポルシェに乗り、ルイ・ヴィトンのビジネストランクを抱えて来院しました。若くして成功した起業家のC社長ですが、最近多忙を極め、胃痛や胃もたれがひどいなど、胃の調子が悪く、頭痛や不眠が続き、血圧も不安定になって参っている様子でした。

C社長のような経営者や経営幹部には、何らかの役割を演じている人が多いと思います。C社長の場合は、経営者として求められる堅確な意志や包容力、高い見識と創造性を常に発揮するよう意識し、ふるまってきたと言います。また、周囲からイメージされる「夢を実現し、誇りを抱いている経営者像」を体現しようともしていたようです。

私はC社長に、**精神の身動きがとれない〝心の動脈硬化〟から脱却**するために、トラベルセラピーを指導しました。実は最近、「旅行をすると健康になる」という客観的データが報告されており、慢性疾患や軽症認知症、ストレスからくるうつ状態などの人に旅行を奨励する医師が増えてきています。

旅行の出発時から、がん細胞の増殖を抑えるNK（ナチュラルキラー）細胞が活性化し、体内の細胞などを酸化させる活性酸素が低下することがわかりました。動脈硬化や細胞の老化を防ぐSOD（活性酸素を取り除く酵素）の増加も見られます。

さらに、脳波にはリラックス時に高くなるα波が増え、**ストレスを感じたときに分泌される「コルチゾール」というホルモンの低下が見られる**など、深いリラクゼーション効果が現れます。

そうした作用からか、旅行前日から幸福感や充実感が高まり、帰宅後2日目に最高値になることがわかっています（ピクニック効果）。旅の余韻が残るのはこのためで、抱えていた仕事や家庭の悩みが小さなものに思えたり、怒りや敵意が減少したりもします。

私は健康効果と同時に、学びも得られる旅を推奨します。次ページの図は、米ハーバード大学教育学大学院のハワード・ガードナー教授が提唱する「多重知能（Multiple Intelligences＝MI理論）」を参考にして、私が考案したものです。

― 心身を健康にする旅行術 ―

1 「言語的知能」を刺激――表現し、理解する
- 旅先の方言や外国語を聞き、話してみる

2 「論理・数学的知能」を刺激――論理的に考える
- 伝統文化や慣習などを考察してみる

3 「音楽的知能」を刺激――音に親しむ
- 旅先の民族音楽に触れる

4 「身体運動的知能」を刺激――体と五感を刺激
- 自分で歩き、視覚や聴覚、味覚などを刺激する

5 「空間的知能」を刺激――イメージを再現する
- 地図を見て、イメージをふくらませる

6 「対人的知能」を刺激――他人と関わる
- 現地の人と接し、語り合う

7 「内省的知能」を刺激――自分と対話する
- 過去から現在までの軌跡に思いを馳せる

8 「博物学的知能」を刺激――自然の中で過ごす
- 動物や植物を観察する

人間に存在するという8つの知能のうち、3つ以上を刺激することで、健康と脳に働きかける旅ができると考えます。

C社長は、若き日を過ごした瀬戸内海の小島に向かいました。新幹線が京都を過ぎたころから、不思議に経営者としての緊張感が薄れたそうです。

そして、何も持たず、何の力もなく、あるのはただ「人のためになる仕事をしたい」という純粋な思いだけだったころの自分に戻っていきました。

C社長は旅行をすることで、**生きる原点を思い起こし、体調不良から回復する**ことができました。旅に出て、心の荷下ろしをしてみましょう。あなたが忘れかけていたもの、今の生活に欠けている断片を見つけられるかもしれません。

舌マッサージであなたの体はよみがえる

口や舌を活性化することが脳の老化防止に重要なことがわかってきました。口や舌に関係した脳の感覚細胞の量は非常に多いのです。

下は「ホムンクルスの人形」と呼ばれています。カナダの脳神経外科医であるペンフィールドが、体の各部位からの感覚の入力が、どのくらいの脳の面積に広がるのか、その脳の神経細胞の量を面積比で示した図です。手と指、**口や舌に関係した神経細胞が圧倒的に多い**のです。

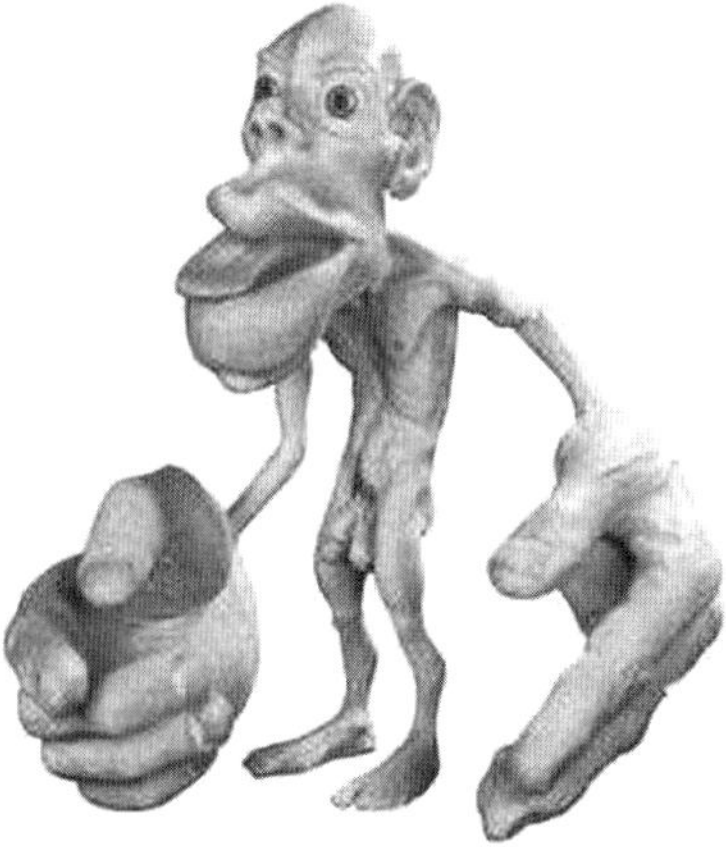

ホムンクルスの人形

つまり手や口を刺激すると脳も活性化するということです。

内科医として、1日に200人近くの患者さんの診療をしていますと、「口が渇く」「唾液が出ないので食べ物が飲み込みにくい」など舌や口の「ドライマウス」の症状でいかに多くの人が悩まれているかを実感します。高齢になり無処置で放っておくと唾液分泌量が下がりますし、最近は子どもが口呼吸でドライマウスになるケースもあります。

舌のアンチエイジングの話はあまりお聞きになったことはないかもしれません。しかし、舌をはじめとする口の中を若々しく保つことは長寿に重要なことがわかってきました。

実は、**歳をとってくると、舌の筋肉が薄くなってくる**のです。胃がピロリ菌感染による病的老化で薄くなるのと同様、舌にも老化が起こり薄くなるのです。

手足の筋肉が加齢とともに弱くなる（サルコペニア）ことはP124で述べました。同様に、舌の筋肉もサルコペニアを起こすのです。介護を必要としない自立している人の舌は厚いことがわかっています。

この舌が薄くなることが、なぜ寿命を短くするのか？

日本人の死因の1位はがん、2位が心臓の病気、3位が脳の病気、4位が肺炎です。第5位に位置するのは「不慮の事故」ですが、不慮の事故の中で最も多いのが「窒息」で、なんと交通事故死よりも多いのです。高齢になり、舌の筋力が衰えると、飲み込みが悪くなります。結果として誤嚥《ごえん》を起こし、気管に食べ物を詰まらせ、窒息を起こすのです。時間があるときに、**舌で上あごを持ち上げるように緊張させる運動を**しましょう。「舌の筋トレ」です。

また、「ラビリントレーナー（コンビウェルネス株式会社）」（市販されておりAmazonや薬局で買える）という商品があり、高齢者はこれを利用して舌の筋力を高める運動をするのも一法です。

唾液が少なくて、お困りの人は、「舌マッサージ」がおすすめです。

①まずうがいをして口の中を湿らせる。

②「オーラルバランス」（市販されておりAmazonや薬局で買える）などの保湿ジェルを人差し指もしくは中指につけて舌の表面をくまなく蛇行させ刺激するようにゆっくりマッサージする。

③口の天井（口蓋部）や舌の下の部分、ほおの粘膜もマッサージする。

これを1か月続けると、舌下腺《ぜっかせん》、顎下腺《がっかせん》、エブネル腺といった唾液腺が刺激され、舌はツヤツヤに若返り、**唾液も良く出て、消化も良くなり、口臭が減り、味覚異常や舌の痛みなどが劇的に改善する**人が多いのです。

また、ドライマウスには、ガムをかんだり、漢方薬の「麦門冬湯《ばくもんどうとう》」や「白虎加人参湯《びゃっこかにんじんとう》」が効果的です。薬局で買えますので、試してみるのも一法です。

― 舌マッサージ ―

舌の表面、舌背をゆっくりマッサージします

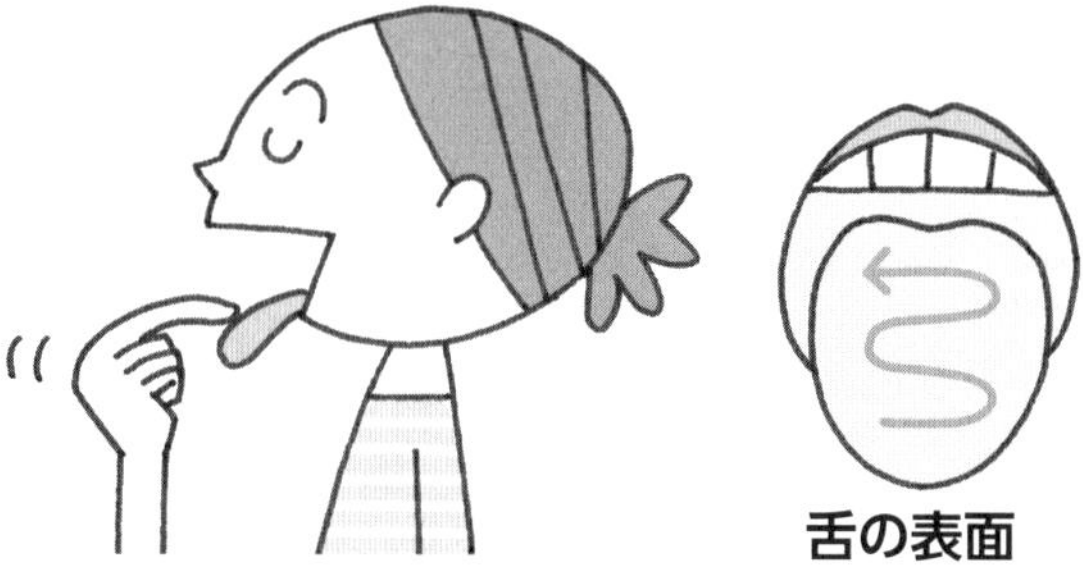

舌の奥、付け根のところにも小唾液腺があるので、
刺激するつもりでマッサージします

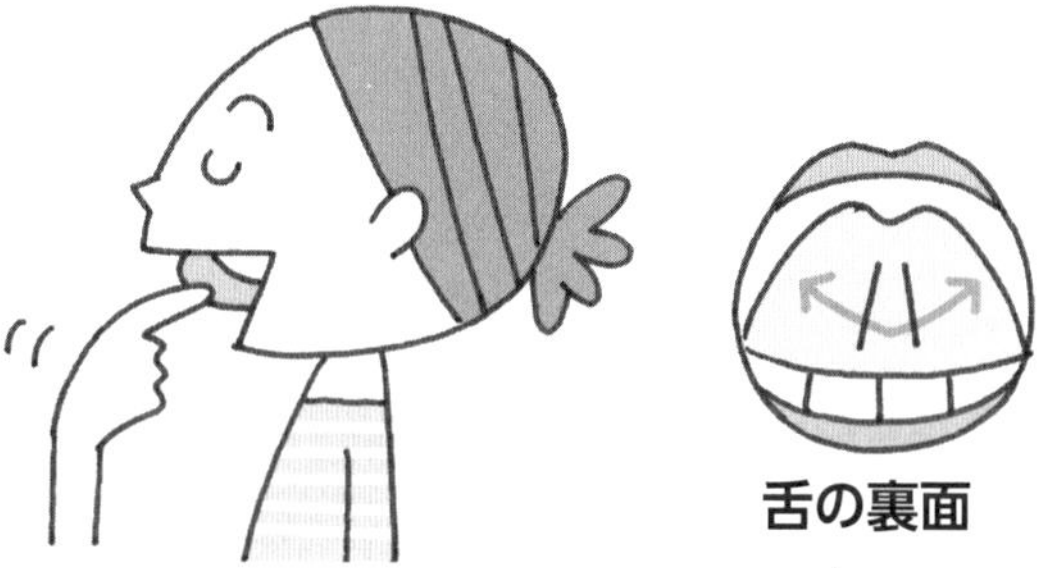

4章 ＊胃の音を聞けば、病気の原因がわかる

「ギュー」と「チクチク」、痛みで病気をつかむ方法

水たまりも凍る寒い夜のこと。行きつけのバーのカウンターで私がポール・ジローのコニャックを飲んでいると、体格の良い男性が隣に座りました。起業家を名乗るAさん（48歳）とは、郷里がいっしょだとわかり、すぐに打ち解けました。

会話の中で、最近胸がよく「ギューッ」と締めつけられると言ったので、早く医者に診てもらった方がいい、と勧めました。その矢先です。Aさんが先にバーを出ると、すぐに大きな音が聞こえたのです。バーテンダーが様子を見に行くと、胸を押さえて倒れているAさんを発見しました。

手塚治虫の描く外科医ブラック・ジャックは、いつでも手術ができるように、夏でも黒いコートを着ていて、その裏にはたくさんのメスを入れています。内科医の私は、医者になってから、いつも財布の中にニトログリセリンを忍ばせています。ニトロは、**内科救急疾患においてメスと同じ切り札**となるのです。

持参していた往診セットでAさんの血圧を測定し、ニトロを2回服用させました。典型的な狭心症でしたが、大事をまぬがれました。病院に救急搬送し、心臓カテーテル検査をし、詰まった血管を通し、回復しました。

胸の痛みの原因には、いろいろあります。瞬間的に「チクチク」する痛みは、心臓由来でなく筋肉や神経、骨格由来のことが多いのです。姿勢によって変わる痛みは、肋骨《ろっこつ》に沿った肋間神経痛や軟骨の痛みのことが多く、あまり大きな問題でないことが多いのです。

「チクチク」した違和感の後、数日後に帯状の発疹《ほっしん》が出てきて「ビーン」「ジンジン」と頑固に痛むのが、帯状疱疹《ほうしん》です。重い神経痛を残すことがあるので、早めに受診してください。

呼吸に伴って痛むのは、肺由来の痛みのことが多い。熱を伴う胸痛は、**肺のまわりを取り囲む、胸膜の炎症である胸膜炎**の場合が多いのです。細菌やウイルスの感染のほか、がんの胸膜への浸潤《しんじゅん》などのケースも考えられます。レントゲンを撮ると、胸水がたまっているのですぐわかります。

「バーン」と突発し、呼吸困難を伴う激しい痛みは、胸部大動脈瘤《りゅう》の破裂や肺の血管が急に詰まる肺梗塞の可能性があり要注意です。急激に発症し背中が痛むときは、すぐに救急車を呼んでほしいと思います。

とくに気をつけなくてはならないのは、Aさんが罹患《りかん》した狭心症、心筋梗塞といった虚血性心疾患です。心臓の血管が細くなり、悲鳴を上げている状態が狭心症です。心臓の細胞が実際に死んでしまった状態を心筋梗塞と呼びます。

「ギューッ」と締めつけられるように数分間痛むのは、虚血性心疾患の可能性が高いので、すぐに受診することが大切です。

胸痛が起こる間隔が短くなると「不安定狭心症」といい、心筋梗塞になる一歩手前で非常に危険な状態です。すぐに医師に相談してほしいと思います。

いずれにしても、胸の痛みは生命に危険が及ぶ疾患が隠れていることがあります。一度、心電図やレントゲンなどの検査をしてもらうことをおすすめします。虚血性心疾患は、**暖かい場所から、急に寒い所に出たときに発症する**ことが多いようです。新年会など外出時には、ぜひ暖かい服装で体をいたわってほしいところです。

以上のように、擬音語で病気をつかむこともできるのです。医師には症状を擬音語を交えて伝えてみてください。

胃の2種類の動きを使い分けよう

世の中は、速読術やノート術など勉強本ブームで、自己啓発が大流行しています。しかし、そうした頭脳を支える「体の健康術」については、無知な人が多いのです。優秀な頭脳も、シャープな体があってこそ、うまく回転するものです。

「仕事に身が入らなくて困っているんです」。メーカーの企画部に勤務するEさん（34歳）は、朝はとくに胃がもたれ、のどが詰まる感じもして「大事なプレゼンテーションの場でも集中できない」と言いました。

胃と脳は神経で密接に関連しているため、胃もたれなどの症状は知的生産の効率を落としてしまいます。さらに、**重症な心不全よりも患者のQOL（生活の質）を下げる**ことが統計上わかっているのです。

胃の動きには大きく分けて、次ページの図のような「食後の運動」と、「空腹時の運動」があります。私たちは日中に活動し、夜中に睡眠をとっていますが、胃はこの

── 食後・空腹時の胃の動き方・胃は就寝中に活発に働く ──

食後の運動

胃に食べ物が入ると、胃の出口付近の「幽門前庭部」が1分間に3回、規則的に動いて食べ物を細かく砕き、2㎜以下になったものを胃から排出する。この運動は食後3〜4時間続く

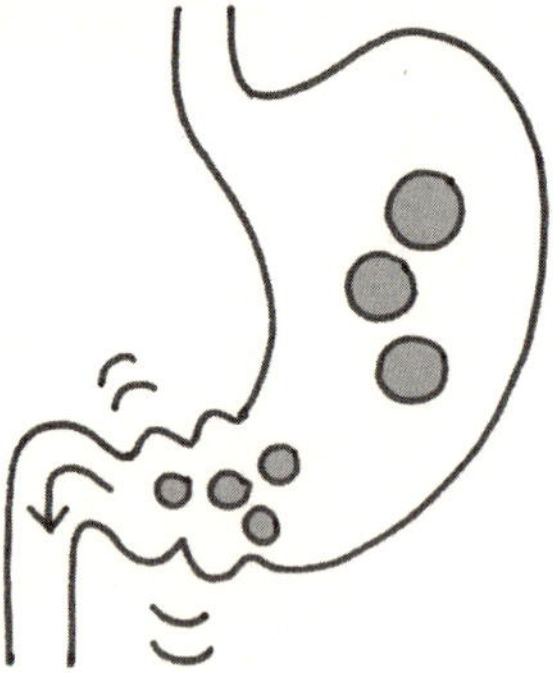

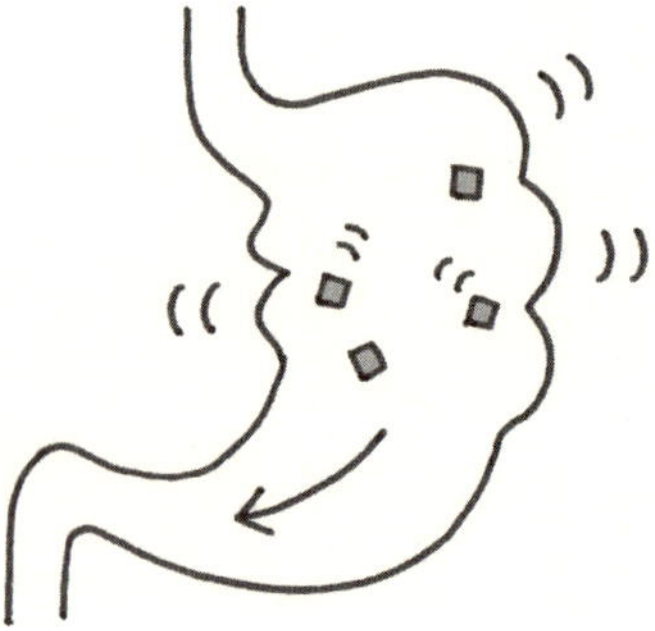

空腹時の運動

午前0時から朝方までの空腹時、胃の上部の「穹窿《きゅうりゅう》部」が強く収縮して、食べ物の残りカスや脱落した胃の細胞を一気に胃の外に押し流して掃除をする

逆で、夜中の空腹時の方が、食後よりずっと活発に動いているというわけです。

しかし、夜遅くに食事をすると、食後の胃の運動が夜中にも続いてしまい、空腹時の運動に、なかなか移行できなくなります。胃の掃除が十分にできていないと、胃もたれにつながり、頭脳に回るべき血流が胃に集中するため、仕事に身が入らなくなってしまうのです。夜食事をするなら、遅くとも9時までには済ませて、胃の掃除力を味方につけたいところです。

夜中にずっと働いていた胃も、明け方になると動きが鈍ります。そして朝になると、交感神経が緊張し、胃の動きを抑制します。また、出社前や通勤前にはストレスホルモンであるCRF（Corticohormone Releasing Factor）が脳の視床下部から分泌されますが、これも胃の蠕動運動を弱めてしまいます。

したがって**朝食には、胃の働きをあまり必要とせず、胃液だけで消化できるものが望ましい**と言えるのです。同じカロリーであれば、胃の動く時間が最少で済むのがタンパク質、次が糖（炭水化物）。そして、胃の中に最も滞留してしまうのが脂肪です。

朝食に海苔や野菜は向いていない

体によい朝食とは、どんなものでしょう。

たとえば、ゆで卵や豆腐、鶏肉のささみや白身魚などを摂り、逆にベーコンや霜降り肉、サンマやアジの開きといった、脂肪の多い魚などは避けるのがコツです。

体に優しいと思われる野菜や海苔も、朝に食べ過ぎると胃に長く留まるので、胃の弱い方の朝食にはおすすめできません。

良質なタンパク質を摂った後、**脳のエネルギーに変わる糖質（米やパン）を追加**すれば、理想の食事と言えます。

また、そばやラーメンのようなめん料理をかまずに「すする」のは胃に負担をかけやすいことも知っておいてください。「すする」と空気をたくさん胃の中に吸いこみ、膨満感が増し、苦しくなることもあります。

Eさんは逆流性食道炎と診断されましたが、これは胃の入り口の噴門《ふんもん》というところにあり、逆流防止弁の働きをしている食道括約筋を脂肪がゆるめてしまうせいで、胃の中の酸が食道に逆流しやすくなるのです。胃の働きが悪くなると食べ物が長いこと胃に貯留し、それが食道に逆流しやすくなるのです。

問診すると、Eさんは、よく夜遅くに食事をし、朝食は脂肪分の多いファストフードのハンバーガーで済ませるといった食生活をしていたようです。これが胃に負担をかけて動きを鈍くし、胃酸や食べ物が食道に逆流、炎症をきたしてのどが詰まる症状に苦しんでいたのでした。

私は胃の運動について話して理解してもらい、薬は処方しませんでした。Eさんはやがて、**食生活を改めることで症状を克服し、仕事にも意欲的に取り組む**ようになっていきました。

このように、自分の体をよく理解するだけで、薬を使わなくても改善する例はたくさんあるのです。

胃の不調には3つの原因がある

胃の不調は生活の質を落とし、仕事の能率を落とし、幸福感を大きく落としてしまうことは繰り返して述べてきました。いよいよ胃を健康にするためのノウハウを伝授します。これらは、医師にかかってもなかなか教えてもらえない、秘匿性の高い内容です。

医師にかかりたくても「仕事が忙しい」「お金がない」などの理由で受診できない方もいると思います。

米国は医療費が高いこともあって、「セルフ・メディケーション」が盛んです。**自分の努力と薬局の薬でまず治療してみる**ということです。ただし、改善しないときは早めに受診してください。

あなたが鍛えることによって高めることができる「胃力」は、次の3つです。

①胃酸力　②胃運動力　③抗ストレス力
この3つをひとつずつ、くわしく説明します。

①胃酸力

胃酸が出過ぎている人は、胃カメラで潰瘍もないし、がんもないのにもかかわらず、胃が痛い、と感じるのです。これを、胃の「知覚過敏」と呼びます。

よく患者さんが不思議に思うのは、胃が痛くて病院に行って胃カメラの検査をやったのに医者が「何ともありません」と答えることです。

患者さんの中には、怒り出す人がいます。

「こんなに胃が痛いのに、何でもないわけがないじゃないか！」という具合です。

よく覚えておいてください。胃潰瘍や十二指腸潰瘍もなく、がんもないのに、胃が痛むことはよくある話なのです。胃酸が出過ぎていると、潰瘍がないのに、胃は痛むのです。ですから、逆に**胃カメラの結果がすべてではない**、ということが大切です。

もちろん、がんがないか、潰瘍がないか、しっかり胃カメラで調べることはきわめて重要です。しかし、胃カメラで何もないからといって、何もしなくてもいいということではないのです。症状が大切です。

医師の中には「胃カメラで何もないから、もう大丈夫、気のせい」なんていう診療をしている人がよくいますが、それはヤブ医者です。痛みを感じる患者さんには、**胃酸を抑える努力をしてもらうことで、痛みも楽になり、患者さんも救われる**のです。

キャベツにはビタミンUという胃酸を抑える成分が含まれています。キャベツを食べる前に冷やしておいてから食べると、ビタミンUが増えるのでおすすめです。キャベツで胃酸を抑えましょう。

薬局では粘膜保護剤よりも、「ガスター10」「アルタットA」「アシノンZ」などしっかりと胃酸を抑えてくれる薬を選びましょう。それでも効果がなければ、早めに受診しましょう。

②胃運動力

胃の動きの鈍い人が感じる症状は、胃のもたれ、胃の重い感じ、吐き気などです。これを胃の「運動不全」と呼びます。

胃カメラで異常がなくても、もたれ、何か重苦しい感じなどを覚えたら、胃の動きを改善する工夫（脂肪を控え、運動して自律神経を整える）をすると、すっきりした気持ちで生活を送ることができます。

胃の「運動力」を高める漢方薬が薬局で買えます。「六君子湯《りっくんしとう》」です。おすすめです。

③抗ストレス力

胃酸を抑え、胃の動きを高め、それでも改善しないとき、考えなくてはならないのは、知らない間にかかってきているストレスや過労です。

ピロリ菌がある人にストレスがかかると、簡単に潰瘍ができてしまいます。逆に**ピロリ菌がいなければ、少々のストレスがかかっても潰瘍はできない**ことがわかっていますので、その点では安心はできます。ストレスを感じる前に積極的にストレスを解消し、常にためこまないような工夫をしましょう。

ただ、過大なストレスで潰瘍になることも、ままありますので注意しなくてはなりません。

たとえば、イチロー選手が胃潰瘍で休場したのを覚えていますか？　彼にはピロリ菌がいないのに、胃潰瘍ができたらしいので、相当なプレッシャーとストレスがかかっていたことがうかがえます。ピロリ菌がないのに潰瘍になるストレスとは、イチローのような一流選手ですら感じるような、きわめて強いストレスです。

聴診器で診断できる胃の健康度

部長職のCさん（54歳）から「親戚に脳梗塞や心筋梗塞などの血管の病気の人が多く、自分も心配だ」との相談を受けました。**脳梗塞や心筋梗塞をセルフチェックできる方法**があります。医師が使用している聴診器で「体の声」を聴くことです。

聴診器はレントゲンのように被曝《ひばく》の心配もなく、非常に多くの体の情報が得られます。医療従事者だけでなく、誰にでも簡単に使うことができるところも便利です。

聴診器を当ててチェックしたい部位は、①首、②胸の上部（肺）、③左胸（心臓）、④腹部の4つです。

〈こんな音が聴こえたら要注意〉

①首の両側の血管に聴診器を当てます。血管が細くなって詰まりかけているときには「シュー、シュー」という音がします。そんな音がしないか確認します。首の血管

（内頸動脈）が動脈硬化で詰まり、脳梗塞を起こす人が増えているのです。セルフチェックで狭窄《きょうさく》が早期に発見できれば、血栓内膜剥離術という手術で脳梗塞を防ぐことができます。

②両胸の乳首の少し上に聴診器を当て、大きく呼吸をして、肺の音を聴いてみます。秋になると、喘息《ぜんそく》の発作を起こす人が増えます。喘息発作では、息を吸ったときには「ヒューヒュー」という高い音、息を吐き終わるときには「ブーブー」という独特の低い音が聴こえます。**普段から肺の音を聴いておけば、咳《せき》が出たときにただの風邪なのか、喘息発作なのかが大まかにわかる**ようになります。

心不全を起こしている人は、肺水腫といって、肺が水浸《みずびた》しの状態になっています。呼吸をしたときに、水が「ボコボコ」とするような音が聴こえたら、すぐ受診することが重要です。

また、たばこ病とも呼ばれる肺気腫になると肺が膨張するため、肺の音が遠くに感じるなど、聴こえづらくなります。

③心臓の音は、左の乳首付近に聴診器を当てて聴き、リズムを覚えておきます。鼓動のリズムが乱れていることがわかるだけでも、受診するタイミングを逃さずに済み

ます。

鼓動のリズムが不規則な人の中には、心房細動の人がいます。聴診器でセルフチェックしたとき、**鼓動のリズムが乱れると、心臓内で血液の流れが淀《よど》んで血栓ができやすい**のです。それが脳に飛び、血管を詰まらせてしまうことで、脳梗塞になる危険があります。心房細動が疑われる場合は、早急に医師に相談してください。

④腹部はへその辺りに聴診器を当てて、10秒以上聴きます。普段から腸の音に親しんでいると、腸が詰まったり、ねじれたりする腸閉塞のときに聴こえる金属性雑音（遠くでキン、キンと金属の管を叩《たた》い

―「体の声」を聴いてみよう―

聴診器を当てる部位とポイント

① 首 両側の血管に狭窄がないか確認	② 胸の上部（肺） 深呼吸をしながら肺の音を聴く
③ 左胸（心臓） 平常時の鼓動のリズムを知っておく	④ 腹部 平常時の胃や腸の音を聴いておく

たような音）などの異変に気づくことができます。

何より、聴診器で体の声を聴いていると、自分との対話ができて、心が落ち着くようになるでしょう。

聴診器は医療従事者でなくても、ネットショップやドン・キホーテなどで入手できます。数千円の安価なものでも十分聴こえます。Cさんもさっそく聴診器を手に入れ、**自分の体の声を静かに聴く貴重な時間**を持つようになりました。

誤診が多い、胃とみぞおちの痛み

Kさん（62歳）は胃の痛みを訴えて、私のクリニックに来院しました。それまではほかの病院で約半年間、胃薬を処方されていたと言います。初診時に腹部エコー（超音波）検査を行なうと、直径2センチの膵臓がんが発見されました。

胃が痛いと言ってKさんが示した場所は、みぞおちでした。この「みぞおちの痛み」には注意が必要です。

みぞおちにある内臓の位置関係を説明します（次ページの図参照）。みぞおちの皮膚の下には、まず肝臓があります。その裏（背中側）には、胃と十二指腸があり、その奥に膵臓が位置しています。また、**肝臓に近い胆のうと胆管の痛みは、みぞおちに放散**し（響き）ます。

こうした特徴から、ほかの医療機関から転院してくる患者さんの中には、以下のようなケースが見られることがあります。

―― 内臓の位置関係 ――

みぞおちには複数の器官がある

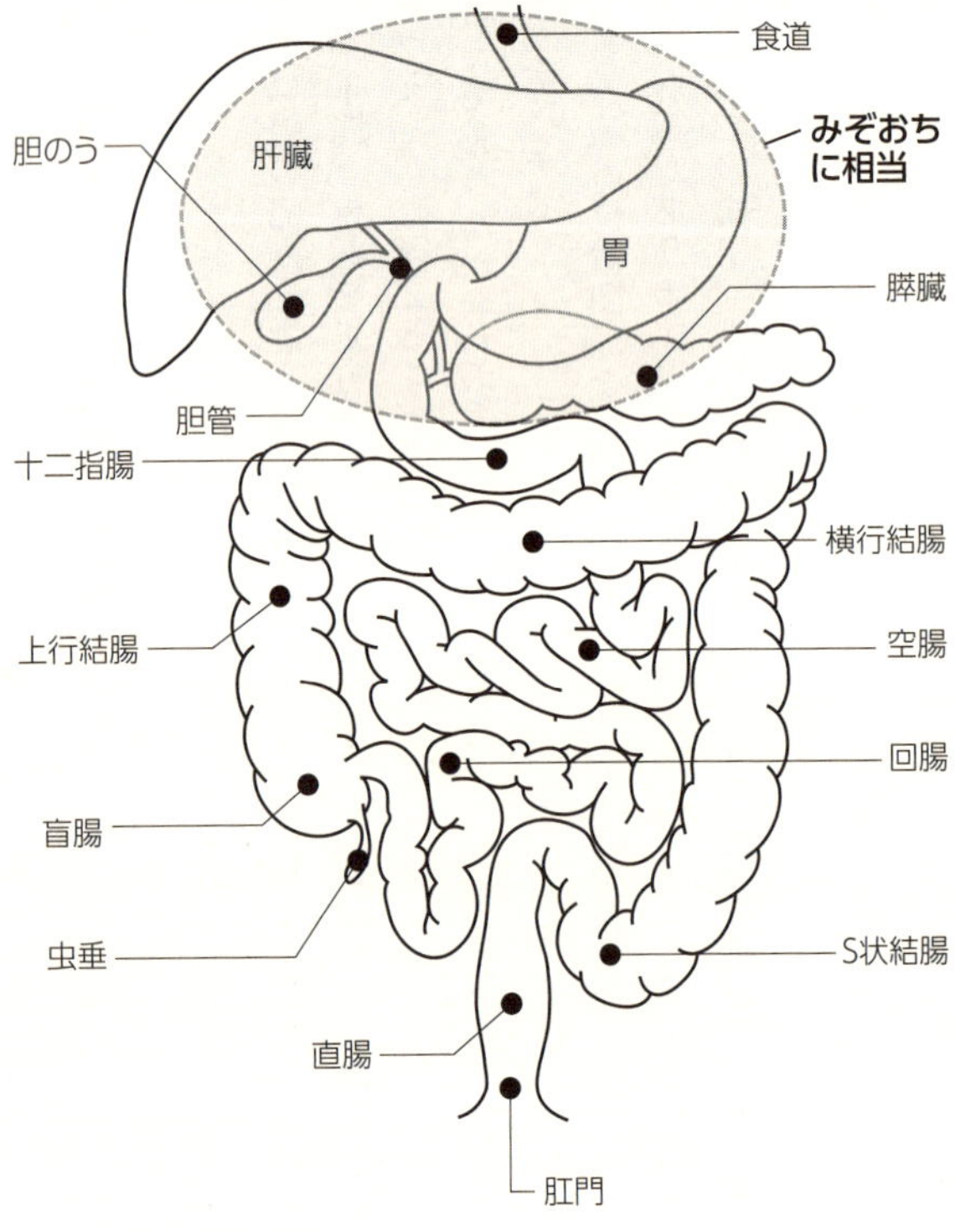

①カメラで異常はないと言われたが、みぞおちの痛みが強く来院。腹部エコーで、**胃の裏の膵臓に進行性膵臓がん**が見つかった。

②処方された胃薬を飲んでいても、症状が改善せず来院。腹部エコーで確認すると、胆石が胆のうにあり、胆のう炎を起こしていた。胆のう炎の痛みはみぞおちに響くため、患者は「胃が痛い」と誤解し、医師もそれに気づかなかった。

③胃潰瘍ではないかと診断されたが、薬を飲んでもみぞおちの痛みが改善せず来院。腹部エコーを行なうと、肝臓に直径8センチの肝臓がんが見つかった。胃の前には肝臓が位置しており、肝臓の腫瘍によってみぞおちが痛むことがあるので注意が必要。

このように、みぞおちの痛みには、危険な誤診が多いのです。「みぞおち＝胃」という思い込みを捨てることが肝要です。なぜならみぞおちの痛みは、100％胃の痛みとは限らないからです。

みぞおちの痛みは、「胃」の痛みとして本人には認識されます。しかし、胃のまわりには、いくつかの臓器が入り組んで重なり合っていることを忘れてはいけません。胃カメラによる検査で異常がないのに改善しない人、胃薬を服用しても軽快しない人は、胃以外の病気を疑って、腹部エコー検査を希望してほしいのです。

さらに、万全を尽くすなら、エコーよりも死角の少ない、**CT（コンピューター断層撮影装置）やMRI（磁気共鳴画像装置）検査で胃の周辺臓器の精密検査を受けること**です。

最新医学が教える健胃術！

胃カメラで何も異常がないと言われながらも、**胃の重苦しさ、圧迫感、げっぷ**などで、おびただしい数の人が悩んでいます。

胃カメラの検査で異常が見つからないにもかかわらず、胃の調子が悪い状態を、「機能性ディスペプシア」と呼びます（「ディスペプシア」とは胃の不調の総称）。

「原因不明」と医師に言われ、悩んでいる人にまず申し上げたいのは、「機能性ディスペプシア」という考え方は、世界中にあるということです。

「自分の胃が不調である理由がわからない」ということ自体がストレスになるのです。診断名がきちんとつくことで、ほとんどの人は救われたような気持ちになります。

そして、この病気はまず「命を取られる病気ではない」ということを知り、まず安心していただきたいと思います。しかし、ＱＯＬ（生活の質）は低く、糖尿病や逆流性食道炎や重症の腎臓病などと比較してもＱＯＬが低いことが報告されています。

機能性ディスペプシアで悩んでいる人は、日本での統計では、男性11%、女性26%と女性に多い傾向にあります。とくに、胃の症状で苦しむ機能性ディスペプシアは、睡眠が障害されることが大きな特徴です。

しかし、機能性ディスペプシアの半数から3分の2の患者さんは、時間の経過とともに軽快してしまいます。ほとんどの患者さんは時間が経てば、改善もしくは治癒することを覚えておいてください。明るい希望を持つことが大切です。

では、その辛い症状のメカニズムと、その症状をうまくとるコツを解説していきましょう。メカニズムが理解できるだけで人は気持ちが楽になります。

〈機能性ディスペプシアの症状を軽くする方法〉

①胃がゆるめば、あなたの笑顔もゆるむ　胃は健康の鏡

胃の調子が悪い人、そうでない人の大きな違いのひとつは、「胃運動能」です。胃が動けば、胃の調子は良くなるのです。

胃の調子が悪い人は、**胃のゆるみが悪い**ということです。胃の調子が良い人の胃は、食べ物が口から入ってくると、胃の天井部分（穹窿《きゅうりゅう》部と呼ぶ）が、大きくふくらん

── 胃の動き ──

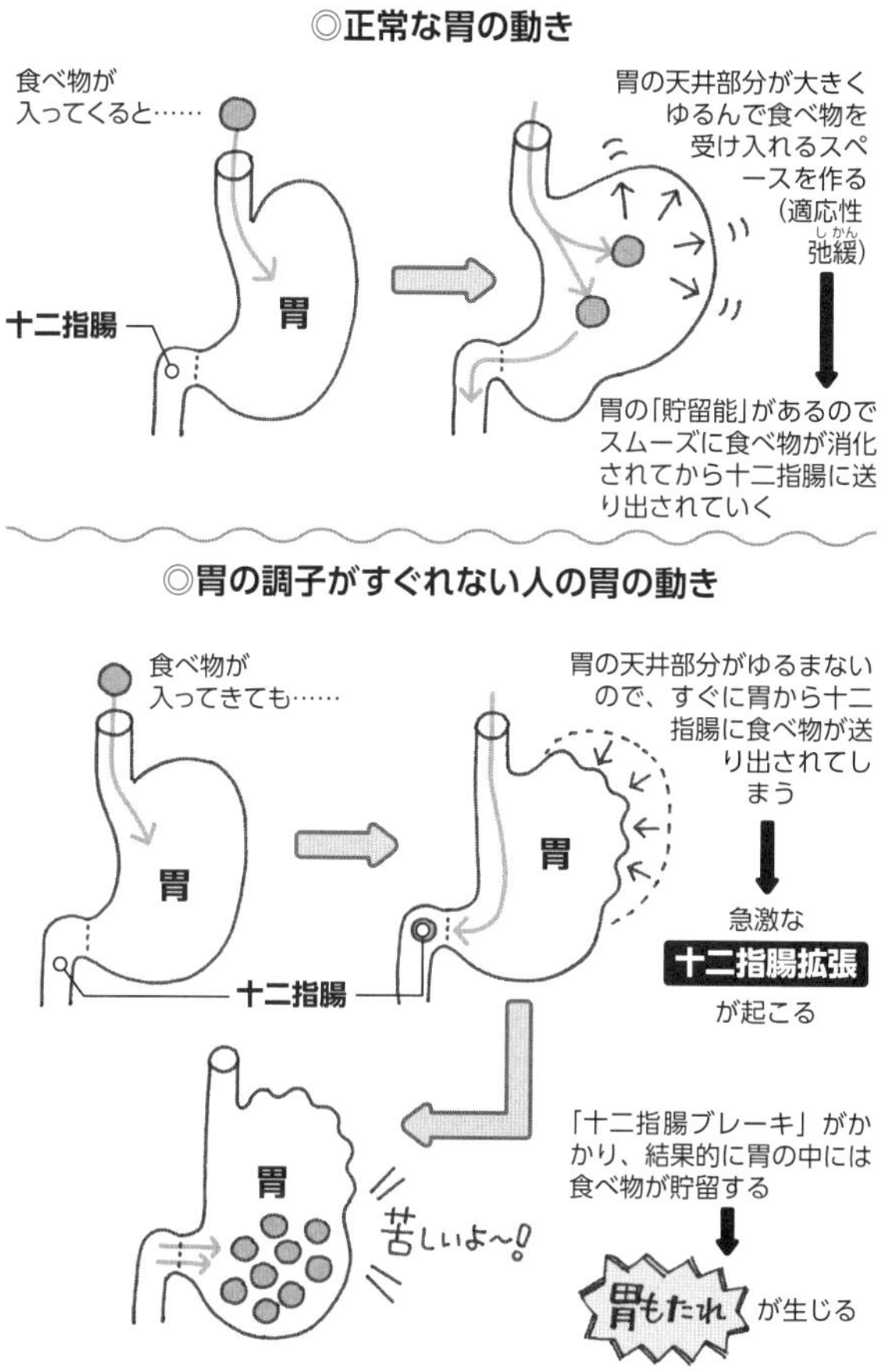
◎正常な胃の動き
食べ物が
入ってくると……
十二指腸
胃
胃の天井部分が大きく
ゆるんで食べ物を
受け入れるスペ
ースを作る
（適応性
弛緩《しかん》）
胃の「貯留能」があるので
スムーズに食べ物が消化
されてから十二指腸に送
り出されていく
◎胃の調子がすぐれない人の胃の動き
食べ物が
入ってきても……
胃
十二指腸
胃の天井部分がゆるまない
ので、すぐに胃から十二
指腸に食べ物が送
り出されてし
まう
胃
急激な
十二指腸拡張
が起こる
胃
苦しいよ〜！
「十二指腸ブレーキ」がか
かり、結果的に胃の中には
食べ物が貯留する
胃もたれ
が生じる

で、食べ物を受け入れるスペースを作ります（適応性弛緩《しかん》）。これによって、より多くの食べ物を受け入れられるようになるのです。

しかし、最近の研究で、胃の調子が悪い人の胃の動きを胃電図で調べると、この胃のゆるみが悪い人が多いのです。

胃のゆるみが悪いと、胃の拡張がせばまるため、多くの食べ物が受け入れられず、早くお腹がいっぱいになってしまいます（早期飽満感）。また、胃の中の圧力が高まるため、**みぞおちが痛んだり、食べ物が詰まった感じ**がしたり、さまざまな不快感が出るのです。

さらに、胃がふくらまずにぎちぎちに固いので、胃の中に入った食べ物は十分にかみ砕かれずに、すぐに十二指腸に流れ込みます（胃排出亢進《こうしん》）。胃の中で食べ物の貯留が十分に行なわれないで、早期に食べ物の胃排出が起こるのです。

そして、食べ物と胃酸が急激に十二指腸に流れ込みます。すると、十二指腸に負担がかかることから、十二指腸は胃に「これ以上たくさんの量は受け付けません！」と拒絶をします。

十二指腸の急な拡張は、胃排出に対してブレーキ（食べ物が急速に十二指腸内に流れ込まないように胃排出を遅らせる調節機構）となり、結果的に胃の排出は遅くなってしまいます。

これを「十二指腸制御」と言い、十二指腸が胃の運動機能を悪くすることがわかっています。そうすると今度は、結果として胃の中の食べ物がずっと残り、停滞します。

少ししか食べていないのにもかかわらず、この食べ物が胃の中に停滞し、食後のもたれ感を出すのです。これが胃もたれや胃の痛みにつながるというわけです。

また、多過ぎる酸は、胃の動きを弱めることがわかっています。胃カメラを行ないながら、十二指腸に酸を振りかけると「胃の出口（幽門前庭部）が収縮する回数が減る」という研究結果があります。胃酸の出過ぎは、胃の働きも弱めるのです。

胃の適応性弛緩を改善するのが「アコファイド」という医薬品と漢方薬の「六君子湯」です。

②胃の「知覚過敏」

胃の調子がすぐれない人、とくに、胃の「痛み」として感じる人の特徴は、**胃の感覚が敏感過ぎる人**です。感覚閾値《いきち》（刺激がある値以上に強くなければ反応は起こらない、その限界値のこと）が低下しているとも言います。

胃の中にバルーンという風船を入れてふくらませながら、ｆＭＲＩ（ファンクショナルＭＲＩ）を用いて、内臓の知覚過敏を脳の血流増加として調べた研究があります。すると、わずかしか風船をふくらませていないにもかかわらず、健康な胃の人と比べて、「脳の側頭葉の痛みを感じる部分」と「左右の脳の前下回という部分」がすぐに活性化されました。胃の刺激に対して、「脳が感じやすい」状態になっていることがわかります。これは、胃の知覚過敏と脳が深い関係にあることを示しています。

これには「トウガラシ」が効くことを後述します（Ｐ２１４）。

③遅延型フードアレルギー　胃の不調はアレルギーの可能性がある！

通常、アレルギーというと、食べて数秒から数分で起こる「呼吸困難」「発疹」「ショック」などを指します。これを即時型アレルギーと呼びます。しかし、この数年、米国で脚光を浴びている概念が「遅延型フードアレルギー」というものです。

これは、通常の即時型アレルギーと違い、**食べて数時間から24時間後に腹痛や下痢、頭痛、全身のだるさなどが生じる**もので、遅れて症状が出るために、本人が食事との関連に気づかないといった落とし穴があります。

通常の即時型アレルギーはＩｇＥ抗体というものを介して起こるのですが、遅延型フードアレルギーは、ＩｇＧ抗体を介したアレルギー反応です。これはまだ日本では検査ができないため、私のクリニックでは、米国シアトルに血液を送り検査をしています。「遅延型フードアレルギー検査」を行なっているクリニックは全国にありますので相談してみてください。

これにより胃痛の原因がわかり、そのような**食事の抗原を避けることで、驚くほど腹痛が減った**患者さんは多いのです。少量の血液を採るだけで検査ができますので、今までなかなか改善しない症状に悩んでいる人は、一度検査をしてみることをおすすめします。

また、どんな食べ物を食べた後、何時間くらい経ってから調子が悪くなったか、メモしておくと食べ物のアレルギーの推測がつくことがあります。

④ピロリ菌による影響

ピロリ菌に感染していると前述のように、１００％胃炎が起こります。このピロリ菌を除菌すると、胃の症状が改善する人も多いので、感染が判明した人はまず除菌を試してみる価値があります。

ピロリ菌感染があると動脈硬化を起こしたり、ビタミンCが体内で十分に役割を発揮できなかったり、認知症の率が高まったりと、全身に悪影響を及ぼします。

第2章で述べたように、胃炎で貧血になるのは、ピロリ菌が鉄を食べて横取りするからです。ピロリ菌は、パーキンソン病の治療薬も横取りして治療効果を減少させるのです。早い年齢での除菌が望ましいところです。胃がんを抑えるには、**40歳未満で除菌すると一番効果が出やすい**ことがわかっています。

ミントは胃の動きを鈍くさせる

さわやかな口当たりで人気のミントですが、胃の動きが悪い人は、ミントの摂り過ぎには、注意しなくてはなりません。実は、ミントには胃の動きを抑える作用があるのです。

胃内視鏡（胃カメラ）を行なう際には、胃の粘膜を観察しやすくするために、胃の収縮を抑える必要があります。昔は、胃カメラを行なうときには、胃の動き（蠕動運動）を抑えるために注射をしていました。これが筋肉注射のため、非常に痛くて患者さんには苦痛のタネでした。

胃カメラを受ける前には、患者さんは非常に緊張しています。その上に腕に痛い注射をされると、苦痛も倍に感じられるのです。現在は、ミントで作った薬液が開発されており、**胃カメラを行なうときに、胃の中にこのミント液を撒く**のです。そうすると、このミントが胃の動きをあっという間に抑えて、観察が非常に楽になります。

私は患者さんの苦痛を少しでも軽くするために、このミント液を利用した胃カメラを行なっています。この薬液は「ミンクリア」という名前で市販されています。

ミントの働きも使い方次第なのです。胃がもたれたり、張ったりする症状は、胃の動きが悪いサインです。胃の動きのリズムを正常にするためには、**胃の動きを弱めるものは避ける**必要があります。ミントの摂り過ぎには注意すると良いでしょう。

また、胃カメラを受けるときには、このような痛い注射を避ける方法がありますので、医師に「注射が苦手なのでミント液で検査したい」と申し出るのが、患者さん側のかしこいコツです。

薬局で胃薬を買うなら「胃酸」に注目する

食べ物を工夫しても胃の不快がとれない場合、薬局の胃薬を試すことになります。薬局の市販薬はテーブル越しに購入できることから、ＯＴＣ（Over The Counter）と呼ばれます。

胃薬は実にたくさんあり、判断に迷うと思います。胃薬には、胃粘膜を保護するだけの薬も多いのですが、「ガスター10」のようにしっかり胃酸を抑えてくれる薬が望ましいところです。医師にかかると、もっとしっかり胃酸を抑え、潰瘍や食道炎を治すＰＰＩ（プロトンポンプ阻害薬）というタイプの薬（パリエット、タケプロン、オメプラール、タケキャブ）などを出してもらえます。

なぜなら、胃の運動機能と胃酸には深い関係があり、胃酸の分泌量が夜間に十分、下がってくれないと、胃の空腹時運動が起こらず、胃のおそうじ運動が十分に行なわれないことがわかっているのです。過剰な**胃酸を抑えることは、胃の運動機能を高め**

ることになるのです。

漢方薬にはさまざまなものがありますが、前述の「六君子湯」は、胃のゆるみ（適応性弛緩）を促進して、胃を効果的に動かし、胃の運動機能を高めることで有名です。

また胃の粘膜の中にある「グレリン」という胃の味方のホルモン（食欲を増し、胃の運動機能を高めるホルモン）を放出させ、食欲を高めてくれることがわかっています。

漢方薬にもかかわらず、科学的なエビデンスが多いおすすめの漢方薬です。

六君子湯の成分には、「ヘスペリジン」があります。みかんの皮（陳皮《チンピ》）5〜10グラムを細かく刻み、これに熱湯を注ぎ、砂糖を少々加えて1日に3回ほど飲むと良いと言われています。陳皮は、**みかんの皮を日に干してよく乾燥させたもの**で、家庭でもすぐに作ることができます。

ヘスペリジン（ビタミンP）は、ポリフェノールの一種で、この陳皮の主成分です。ビタミンPは、ビタミン様物質と呼ばれるもので、ヘスペリジン、ルチン、エリオシトリンなどの総称です。これらビタミンPのうち、みかん由来のポリフェノールがヘスペリジンです。

またヘスペリジンは、みかんの実の部分よりも皮や袋、スジに多く含まれています。

みかんの皮は食べられませんが、袋やスジは実といっしょに食べた方が「ヘスペリジン」をしっかりと摂取することができます。

副交感神経を高めると胃が喜ぶ

人間は緊張すると、交感神経が高まります。交感神経が高まると、胃腸の動きは抑えられてしまいます。逆に副交感神経が興奮すると、胃の動きは良くなります。胃がよく動くようになると、胃のもたれや痛みも感じにくくなるのです。

副交感神経を高めるには、どうしたらいいか。食事のときに、**大好きな音楽を聴く**ことです。リラックスできる音楽を探して、パソコンやｉＰｏｄに入れておきましょう。好きな人と食事をするようにしましょう。回転の速い店での食事はしないようにして、ゆっくり食べられる場所で食べましょう。

なければ公園で一人でお弁当でもいいでしょう。お弁当はなるべく脂肪を抑えた内容にしてください。自律神経を整えるためにぬるめのお風呂にゆっくり浸かりましょう。さらに、１日数回は深呼吸をして空を眺めましょう。概日《がいじつ》リズム（約24時間周期で変動する生理現象）を整えましょう。

胆石を「胃の痛み」と誤診されるケースは多い

Sさん（50歳）が背中の激痛を訴え、転がり込むようにして来院しました。数か月前からみぞおちと背中に、激しい痛みが出たり治まったりを繰り返しており、かかりつけの医師に「胃けいれん」と診断され、胃薬が処方されていたとのことでした。

背中やみぞおち（上腹部）に激痛が突発したら、まずは胆管結石（胆石）発作や尿管結石発作など「石」による痛みを疑います。Sさんに、すぐさま腹部超音波検査を行なうと、胆のうが大きく腫れ上がり、腹膜炎を起こしていました。

肝臓で作られた胆汁は、胆管を通って、一時的に胆のう内にたまります。胃に食べ物が入ると、その刺激で胆のうが縮み、**胆汁が十二指腸内に流れ出し、消化を助けます。**

ところが、脂質の多い食事を取ることで、胆汁内のコレステロール量が増加したり、胆のうの働きが鈍くなったりすると、胆石が作られやすくなります。胆石にはいくつか種類がありますが、現代人に最も多いのがコレステロール結石です。これは、**胆汁に含まれるコレステロールが結晶化し、徐々に大きくなって結石となった**ものです。

Sさんの場合、胆のうの中で形成された胆石が胆のうの出口を塞いでしまい、胆のう内で細菌感染が生じ、胆のう炎を起こしていました。Sさんは、これまで何度も胆のう炎を繰り返していたわけですが、結果的に放置してしまったことで、慢性胆のう炎が進行し、胆のうと周辺臓器との間で激しい癒着を起こしていました。

このため、本来は腹腔鏡《ふくくうきょう》下《か》胆のう摘出術（お腹に3か所の穴を開け、腹腔鏡を入れて胆のうを摘出する、体に負担の少ない手術）で切除できたはずが、開腹手術をすることになってしまったわけです。

胆石の病状を重くしないためには、早期に正確な診断をつけてもらうことが大切です。右の肋骨の下付近や背中に、重苦しさ、痛みが続く場合には、腹部超音波検査を受けてほしいのです。Sさんのように胆石の痛みを胃の痛みと誤診されている人は、意外に多いので注意してください。

背中やみぞおちに激痛が突発したほか、その痛みが長時間継続し、次第に強くなる、吐き気や嘔吐《おうと》、発熱を伴うなど、急性胆のう炎が疑われたら、早急に受診することです。

胆石治療にはゴールデンタイムがあり、**痛みが出てから72時間以内**なら体に負担の少ない腹腔鏡での手術が受けられます。その時間を過ぎると、炎症癒着が進んで、3か月程度待たないと腹腔鏡下での手術は受けられなくなり、開腹手術になる可能性も高まります。

胆石による胆のう炎は、一度起こすと繰り返しやすくなります。普段から、胆石を作りにくい生活を心がけることも大切です。胆石を予防するための7か条を挙げておきます（次ページ図参照）ので、参考にしてください。

また、胆のうを切除した人は大腸がんになりやすいので注意が必要です。胆汁に含まれる胆汁酸は大腸がんを促進します。胆のうは胆汁を出すコントロールをしているのですが、胆のうを切除するとこのコントロールがきかなくなり、胆汁が腸に出続けてしまうのです。

― 胆石を予防する7か条 ―

胆石になりにくい生活習慣を

1 規則正しい食生活を送る

朝・昼・晩と規則正しい食事を取ることで、胆のうを1日3回収縮させ、胆汁がよどんで石になるのを防ぐ

2 高脂肪・コレステロール食を控える

日本人の胆石の7割がコレステロール結石。高脂肪・コレステロール食は、脂質異常症のリスクも高める

3 アジやイワシなど青魚を多く食べる

アジやイワシ、サバなどの青魚に含まれるEPA（エイコサペンタエン酸）は胆石予防に有効

4 適度に体を動かし、太り過ぎない

太った人はそうでない人より胆石ができやすい傾向がある。適度な運動を心がけ、肥満にならないよう注意

5 急激な体重減少を避ける

脂肪が代謝されるときには、胆汁内にコレステロールが分泌される。急激なダイエットは体にも負担がかかる

6 胆汁排泄型薬剤を服用中は検診を

胆汁内に成分が排泄されるタイプ（胆汁排泄型）の薬を処方されている場合は、定期的に腹部エコーを受ける

7 妊娠後の女性は要注意

妊娠後は女性ホルモンの影響で、胆石症や胆のう炎を起こしやすいと言われている

5章 ＊胃から病気を治す、即効レシピ

ブロッコリーがピロリ菌を死滅させる

胃の調子がすぐれない人におすすめなのが、何と言ってもブロッコリーです。ブロッコリーはまさに、胃にとっては「お薬野菜」と言っても過言ではありません。ブロッコリーは、胃炎を抑えることがわかっているのです。

ブロッコリーには、「スルフォラファン」という成分が含まれています。耳慣れない成分ですが、「スルフォラファン」は、**胃炎の原因となるピロリ菌を抑え込んで、胃炎を改善する効果**が確認されています。医学論文に掲載されている、お墨付きの成分です。ブロッコリーの芽（ブロッコリースプラウト）にも、この「スルフォラファン」がより多く含まれています。

ブロッコリーやブロッコリースプラウトは、ピロリ菌を死滅させるのです。「スルフォラファン」は、ピロリ菌の活性を下げ、ピロリ菌による胃炎を抑えることがわかっています。さらに、ピロリ菌の増殖を抑え、ピロリ菌の菌量を下げ、細胞のがん化を防ぎます。

また胃粘膜の抗酸化作用を高め、細胞の老化を防ぎます。

米国国立がん研究所が発表している「デザイナーフーズ・ピラミッド」という図があります（P211参照）。

これは食品に含まれるがんを予防する成分を徹底的に分析し尽くした結果、**がんを抑える成分がたくさん含まれている順に食品をピラミッド形に並べたもの**です。

ブロッコリーは、このピラミッドの中にもランクインし、がんを抑える効果が大きく期待されているのです。

「スルフォラファン」は、発がん物質を解毒し、生体の抗酸化作用を高めることがわかっています。

イカ・タコで胃の細胞の自殺を防げ

胃の細胞は、生まれてある程度の時間が経つと、自動的に死んでいきます。これをアポトーシス（プログラムされた細胞死：細胞自殺）と呼びます。人間が生まれて大人になり、子孫を残すと、あとは子どもに役割を任せて死んでいくのに似ています。

この胃の細胞のアポトーシスを抑え、長生きさせてくれる作用がある成分がわかってきています。

その代表が、「タウリン」です。タウリンは、抗酸化ストレス作用を持っており、胃の細胞の老化や早まる自殺を予防してくれることがわかっています。タウリンを多く含むのは魚介類です。たとえば、**イカやタコ、マグロ、ホタテ、カキ**です。

タウリンと言うと、栄養ドリンクに入っていることはCMでおなじみです。このタウリンを効果的に摂るコツがあります。それは、ビタミンCを同時に摂ることです。ビタミンCはタウリンの効果を長持ちさせることがわかっています。ですから、カキにビタミンCをたくさん含むレモンやすだちをしぼって食べるのは、理にかなっているのです。

また、私がよく飲む酒には、タウリンを含んだお酒があります。ドイツ酒の「レッドベアー・エナジー」という酒です。胃が悪いあなたがやむを得ず飲むなら、レッドベアーにレモンをしぼって飲むと完璧です。

ほかにもまだ広く知られてはいませんが、**胃の細胞の寿命を長くしてくれる薬**があります。「ウルソ」（ウルソデオキシコール酸：UDCA）といって、本来は胆石を溶かしたり、肝炎を改善する薬です。ウルソは、胃薬ではないのですが、副次効果として胃を守ってくれる効果があります。

したがって、胆石や肝炎があり、同時に胃の調子が悪い人は、ウルソを飲んでいると、胃粘膜を安定化させる作用があり、改善されるはずです。

〈これだけは避けたい！　胃に悪い食品と嗜好品〉

①肉、魚の焼け焦げ――強い発がん作用があります。
②食塩――発がん促進作用があります。

③ニトロソ化合物の合成――例：野菜漬物（硝酸塩）＋魚（二級アミン類）の組み合わせ。

④たばこ――喫煙は、胃がんを含むあらゆるがんを増やします。

⑤アルコールの過飲――胃の入り口部分のがんを増やす。また**食道がんや肝障害とは強い相関関係**があります。

〈胃がんの発生を抑える食品〉

①抗酸化作用を持つもの――ビタミンC（柑橘《かんきつ》類と緑茶）、βカロテン（ニンジン、カボチャ）、ポリフェノール（赤ワイン）、スルフィド（ニンニク）、スルフォラファン（ブロッコリー、その芽）

②解毒作用を持つもの――ニンニク、ブロッコリー

③ピロリ菌抑制作用を持つもの――ブロッコリー、その芽

喫煙とがんとメタボリック

たばこの煙は４０００種類以上の化学物質を含有しています。その中には60種類の発がん物質が存在します。殺虫剤に含まれるヒ素、車のバッテリーに含まれるカドミウム、排出ガスに含まれる一酸化炭素などです。

また、喫煙者は非喫煙者と比較して3倍以上メタボリック（内臓脂肪）症候群になりやすいのです。喫煙しながら運動しても、運動効果が減ってしまうこともわかっています。心筋梗塞や脳梗塞など血管の病気になりやすいだけでなく、認知症になるリスクも高まります。

寿命と喫煙の関係では、**喫煙を続けると、寿命が10年短くなる**と言われています。35歳の人が70歳まで生きている割合は、非喫煙者が81％に対し、喫煙者では58％と有意な差が見られます。ただし、若いうちに禁煙すればするほど寿命を取り戻せるという統計もあります。

タマネギが「男性力」をアップさせる！その調理法のコツとは？

昔から、タマネギ、ニンニク、ネギ、ラッキョウ、ニラ、行者ニンニクなどは「精のつく」食べ物であると言われてきました。

最近の研究で、**タマネギをはじめとするユリ科ネギ属の植物中の「含硫《がんりゅう》アミノ酸」に、男女のテストステロンを増やす効果がある**ことが科学的に検証されました。

ストレス社会の中で、男性のテストステロンが減ってきていることが問題となっています。テストステロン不足によりいらいら、抑うつ、睡眠低下、内臓脂肪の増加、性的機能低下、意欲の減退、筋力低下、骨粗しょう症などが起こります。これを加齢男性性腺機能低下症候群（LOH：Late Onset Hypogonadism）と呼びます。

これに対抗するために、中高年の男性ほど、タマネギを食べて男性力をアップさせる必要があるのです。

男性力アップを目指すためには、ひと工夫が必要です。

タマネギやニンニクなどに含まれる含硫アミノ酸が男性ホルモンであるテストステロンを増やしてくれるわけですが、この含硫アミノ酸は放置すると、自己分解してどんどん失われてしまうことがわかっています。植物の中に入っているさまざまな酵素が、含硫アミノ酸を分解して、壊してしまうのです。

テストステロンを増やす食べ方は、簡単です。

まず**タマネギの皮をむいたら、すぐに丸ごと電子レンジにかけてしまう**ことです。電子レンジで加熱すると、含硫アミノ酸を壊してしまう酵素を不活化することができるのです。その後、ゆっくり切ってから料理をしていけば含硫アミノ酸が長持ちします。

加熱することで臭いも少なくなり、テストステロンも増えます。

そのほか、この含硫アミノ酸は、抗酸化作用が強く、血小板が固まるのを抑えるので血液がさらさらになり、動脈硬化抑制作用があると言われています。放射線防護効果もあるので、現代の日本人にとっては、さまざまな意味で有効活用すべき食品です。

また、タマネギは交感神経を興奮させるノルエピネフリンを出しますので、体温が上がり、脂肪細胞を燃焼させることがわかっており、ダイエットにも有効です。

ピザを食べると前立腺がんになりにくい

トマトはリコピンを含んでいます。このリコピン、実は男性の大きな味方なのです。トマトを1日2個以上毎日食べる人は、前立腺肥大になりづらく、前立腺がんにもなりにくくなると、泌尿器学会でも報告されています。

イタリア料理にはトマトが欠かせませんが、**イタリア人の男性は、前立腺がんが少ない**と言われています。トマトは、まさに男性のアンチエイジング食の最高峰です。トマトソースであれば、1日カップ2分の1杯でOKです。毎日食べましょう。トマトのリコピンは熱に強いため、加熱し、油といっしょに摂ると吸収率がアップします。ピザもGOOD。

そのほか、トマトは、がん予防食（デザイナーフーズ・ピラミッド　P191）にもリストアップされています！

若返り効果もあり、がん予防にもなるトマト。男性の味方です。

キャベツや緑茶ががんを抑制する

Aさん（34歳）がひどい全身のだるさを訴えて来院しました。Aさんは、地域社会に貢献したいというビジョンを掲げる会社の起業家です。休みもとらず、朝から夜遅くまで働き詰め。暴飲暴食や運動不足から、**若くして糖尿病、高血圧、高脂血症を併せ持つ**うえ、慢性疲労症候群と診断されてしまいました。

米国には「聖なる炎（sacred fire）」という言葉があります。社会貢献のための無私の戦いをたとえた言葉です。「世の中のためになりたい」という若き彼の純粋な夢は尊いと思います。しかし、聖なる炎に自らが焼かれてしまってはいけないのです。Aさんには「聖なる炎に焼かれるからこそ自分は正しい」と感じるような、若さゆえの自己犠牲的傾向もありました。

そこで私は、Aさんにカウンセリングを行ない、最も重要な食事について指導しました。

米国では、がん患者数と死亡者数が減少してきています。これには「5 A DAY（ファイブ・ア・デイ）運動（1日5皿以上の野菜と果物を摂ろう）」という、官民共同による全国的運動の成果が大きいのです。

この運動で、米国民の野菜と果物の摂取量が大きく増加しました。また、NCI（米国国立がん研究所）は1990年に「デザイナーフーズ・ピラミッド」という概念を発表しました。がんを予防し、健康に良い成分を含んだ機能性食品（ファンクショナルフーズ）を3ランクに分け、ピラミッドの上に行くほどがんや生活習慣病予防に効果的とするものです。

くわしくは次ページの図と、以下のポイントを参考にしてください。

①キャベツは、ニンニクに次いで、高機能成分をとくに多く含んだ野菜です。がんを抑えるほか、**キャベツに含まれるビタミンUは、胃酸を抑えて胃炎を軽減してくれる**効果があります。

②緑茶に含まれるカテキンなどのポリフェノール群は、がん抑制効果が高いことで有

名です。カテキンにはピロリ菌を抑える働きもあり、胃炎の改善にも効果を示します。

③オレンジ、レモン、グレープフルーツなどの柑橘類やトマト、ナス、ピーマンなどのナス科の野菜も毎日摂りたいところです。

④デザイナーフーズ・ピラミッドに記載はありませんが、**ヨーグルトを毎日3週間以上食べ続け、腸内細菌を整えることで、**

― デザイナーフーズ・ピラミッド ―

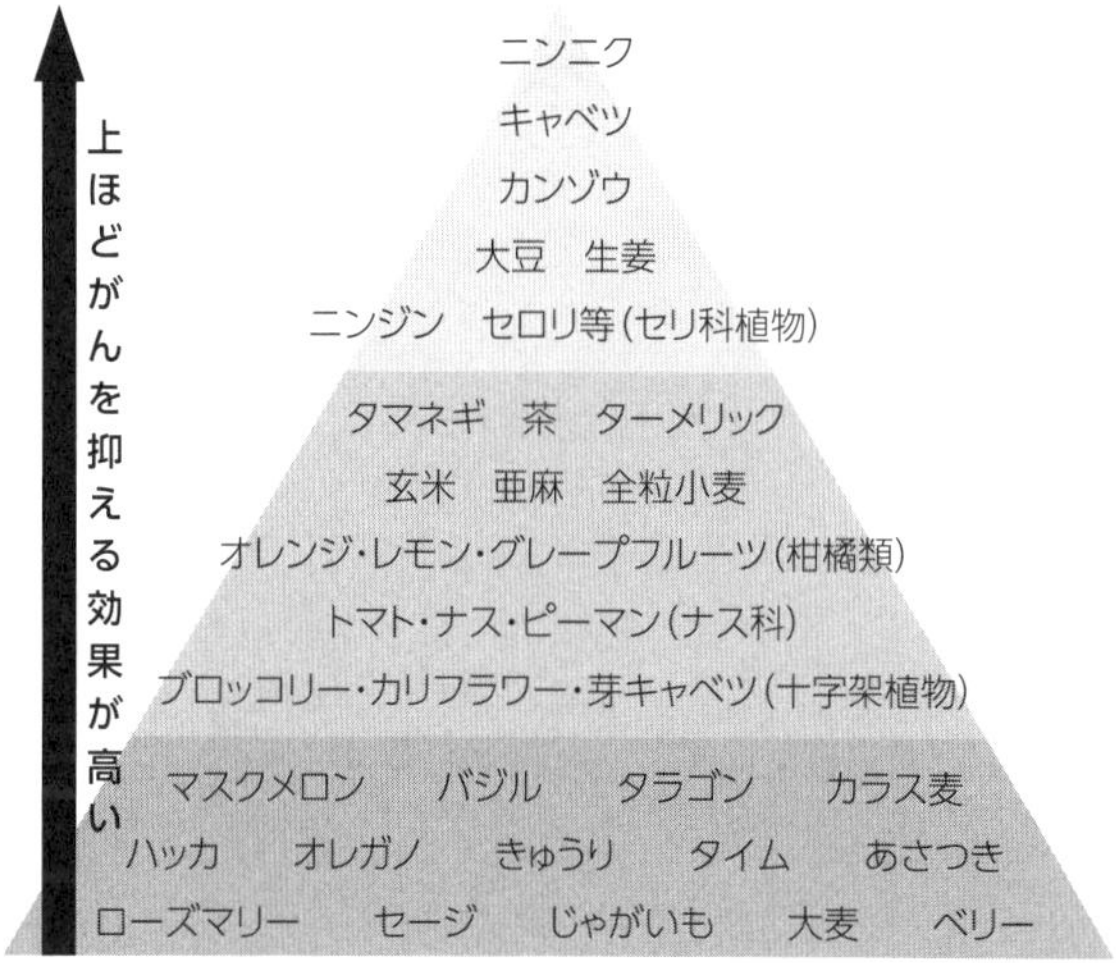

出典:米国国立がん研究所「デザイナーフーズ」をもとに作成

インフルエンザウイルスに対する抵抗力や免疫力が高まる（プロバイオティクス）ことが証明されています。

Aさんは、それまでの栄養バランスの偏った食事を、野菜・果物中心の食事に改め、高機能食品を積極的に摂取したところ、血液データはみるみるうちに改善し、体調も回復、その効果には目を見張るものがありました。

大根おろしの酵素が夏バテから胃を守る

日本の夏は、高温多湿で辛いものです。営業職のFさん（40歳）は、猛暑の中、スーツ姿で奮闘していましたが、夏バテで食欲がなく体重が減少。「外回りもきつい」と診察室で肩を落としました。

夏の終わりから秋口にかけて、胃が食べ物を受けつけなくなる人が多くなります。夏の食欲不振には、カレーやとうがらしなど、天然のスパイスが有効です。私がおすすめしたいのは、大根おろしです。夏大根の辛みはスパイスの働きをして、食欲を増します。また、**胃の血流量を増やし胃腸を刺激することで、蠕動運動を活性化する**作用があります。

大根は「ジアスターゼ」というデンプン分解酵素や、「プロテアーゼ」というタンパク分解酵素などを豊富に含んでおり、疲れた胃の消化を助けてくれます。胃の力強い味方なのです。

これらの酵素は熱に弱いため、生で食べることがポイントです。また、細かくすりおろして食べることで、酵素の働きが増します。天ぷらなど油分が多い食事には、大根おろしを添えたいものです。

ほかにスパイスになる食材には、次ページ図のようなものがあります。

これらの**スパイスで食事の味つけをすると、減塩効果もある**ので、高血圧や心臓病の人にはなおいいでしょう。

食材としておすすめなのは、肉なら鶏のささみ（胸部）です。とても胃に優しい食材です。胃に停滞する時間が最も短く、胃の消化運動が必要ない良質なタンパク質です。病院の術後食にも使用されています。

逆に、胃に長く停滞して、消化に時間がかかるうえ、胃が活発に働かねばならないのが脂肪です。

海藻類では、ぬめりのあるワカメやコンブなどを摂りましょう。ぬめりの成分である「フコイダン」は、胃潰瘍などを引き起こすピロリ菌が、胃粘膜に付着するのを防ぎます。胃炎を軽減するほか、免疫力活性化作用も期待されています。

また、イカやタコ、マグロ、ホタテなどに含まれる「タウリン」は、胃の中にでき

― 夏バテに効果のある食材 ―

1

スパイスになる食材

大根おろし、ネギ、タマネギ、ニンニク、とうがらし、ショウガ、マスタード、ワサビ、コショウ、各種ハーブなど

2

肉類

胃の負担にならない低脂肪高タンパクの鶏のささみ

3

海藻類・魚介類

フコイダンを含むワカメ、コンブ、メカブ、モズクなど。タウリンを含むイカ、タコ、マグロ、サザエ、ホタテ、アサリなど

4

野菜

ムチンを含むオクラ、モロヘイヤ、ツルムラサキ、アシタバ、サトイモ、ヤマイモ、ナガイモ、抗ピロリ菌効果のあるブロッコリーなど

やすい発がん物質である「モノクロアミン」を解毒し、胃炎を軽減します。「タウリン」の効果は「ビタミンC」を加えると持続するので、レモン汁をかけると効果大です（P202）。

野菜で摂りたいのは、**ねばねばしたオクラやモロヘイヤ**など。このねばねばの成分である「ムチン」は、胃粘膜をサポートしてくれます。

夏バテの原因は、自律神経の乱れの影響も大きいことがわかっています。食事だけでなく、生活改善も心がけたいところです。とくに、長時間のエアコンの使用は、生来備わっている体温調節機能を乱すもととなり、自律神経を乱し、胃の働きを障害します。会社では仕方がありませんが、自宅ではタイマーを使用して就寝時にだけ使うなど、工夫が必要です。

Fさんは、以上のような夏バテをした胃に効く食事を始め、1週間ほどで元気を取り戻しました。

私は診療が終わった後にFさんと、「タウリン」が豊富に含まれているドイツ酒「レッドベアー・エナジー」にレモンをしぼって乾杯しました。

科学的根拠のあるぼけ防止食――リンゴ

ここからは、絶対ぼけたくない人以外は読まないでください。ただ知っておくと一生の財産になります。科学的根拠を持つ「ぼけ防止食」について解説します。認知症に良い食べ物です。これは、まやかしではありません。医学的な根拠（エビデンス）に裏付けられた食品ばかりです。

まず、知っておきたいのは、アルツハイマー病では、**脳の中に「アミロイド・ベータタンパク質」が蓄積し、これによってアミロイド斑（老人斑）が大量に蓄積**し、認知症になるということです。

これをどう防止するかが重要です。アミロイド斑を減少させる食べ物を紹介しましょう。

〈アミロイド斑を減少させる食品〉

①魚に含まれるＤＨＡ（不飽和脂肪酸：ドコサヘキサエン酸）

ＤＨＡは、認知症の予防に加えて、すでに蓄積してしまったアミロイド斑を減少させる効果があることが動物実験で確かめられています。
②ウコン、カレーに含まれる「クルクミン」
カレーをよく食べるインド人には認知症が少ないと言われています。
③緑茶カテキンの主成分である「エピガロカテキンガレート」
これが、アルツハイマー病モデルマウスに対する認知症予防効果があることは有名です。
④リンゴポリフェノールの主成分「プロシニアジン」
アミロイド・ベータタンパク質が固まりを作るのを予防し、**神経細胞の毒性を抑える**ことが千葉大学、順天堂大学の研究で明らかになっています。１日１個、リンゴを習慣的に食べることで認知症とたたかうことができます。
⑤ブドウの皮、赤ワインに含まれる「レスベラトロール」
「レスベラトロール」が、アルツハイマー病のアミロイド・ベータタンパク質の分解を促進する強い効果を持ちます。
⑥ビタミンＣ

「ビタミンC」が、アルツハイマー病モデルマウスの脳内アミロイド・ベータタンパク質オリゴマーを減少させ、認知機能障害を軽減するという論文があります。

⑦地中海食

オリーブオイル、果物、野菜、豆類、穀物、魚を多く摂取し、アルコールは少量、肉類と乳製品は、ほんの少し摂取するというのが地中海食です。

最も地中海食に近い食事を取っている人の群と、地中海食から遠い食事を取っている人の群を比べると、前者の群の方が68％も認知症の発症リスクが少ないことが報告されています。

⑧野菜ジュース

週3回以上**野菜ジュースもしくは果物ジュースを飲む人**は、週1回の人と比べ、アルツハイマー型認知症の発症リスクが76％低下していることが報告されています。ジュースの中に含まれる「ビタミンC」や「ポリフェノール」が良い効果をもたらしていると考えられます。

あなたがすぐできる健康への第一歩は――。リンゴと野菜ジュースを買いに行くこと！　参考にしてください。今日から始める脳のアンチエイジングです。

カレーの「クルクミン」が大腸がんの芽を減らす

がん予防研究分野で、とくに注目されている「クルクミン」（カレーの黄色成分）について紹介します。

米国のテキサス州立大学ＭＤアンダーソンがんセンターなどによって「クルクミン」の分子レベルでの研究が行なわれています。

たかが「クルクミン」、とお思いかもしれませんが、「クルクミン」のがん予防効果を示す科学的データがたくさん出ているのです。

「クルクミン」は、認知症にも良い影響を与えますが、**大腸がんにもいい効果がある**ということが示唆されています。カレーをたくさん食べて、アンチエイジングです。

大腸がんは、突然できるものではありません。まず、大腸がんの芽である「ＡＣＦ」（Aberrant Crypt Foci：異常腺窩巣《いじょうせんかそう》）ができて、さらに大腸ポリープが作られ、大腸がんに至ります。

つまり、「ACF」は、大腸ポリープよりも早い時期に作られ、大腸内で最も早期に発見される前がん病変（がん化の可能性のある変化）のひとつです。

マウス実験では、0・2％あるいは2％の用量の「クルクミン」が「ACF」の生成を有意に低下させることが報告されました。ほかにも、**抗酸化ビタミンの内服で大腸ポリープの再発が39％抑えられた**という報告がされています。

赤ワインの「レスベラトロール」が高カロリー食のリスクを減らす

長寿遺伝子「サーチュイン」を活性化してくれる「レスベラトロール」は、赤ワインに多く含まれていることがよく知られています。

ほかにもブドウの果皮、ピーナッツの薄皮にも含まれています。この「レスベラトロール」、抗加齢医学会でも、非常に注目されています。

『Nature』誌に発表された、ハーバード大学のシングレア教授らのデータによると、標準食を食べさせられていたマウスは、肝臓も脂肪肝にならないのですが、**高カロリー食を食べさせられていたマウス**は、脂肪肝になり体重が増加し、肝臓は肥大し高血糖になり、短命化してしまいます。約20％死亡率が高いことがわかりました。

ここまでは、何ということはない当然のデータだと思いますが、新しい知見はここからです。高カロリー食を食べさせていたマウスの食事の中に、「レスベラトロール」を加えたところ、体重は増加するものの、脂肪肝、高血糖などが抑えられていたのです。

ほかにも、

・乳がん予防

・認知症予防（認知症の原因となるアミロイド・ベータタンパクを消去する）

・ＥＤ対策（バイアグラと同等の効果があると泌尿器科学会でも発表あり）

・放射線防護作用（致死率の高い放射線量を当てても、レスベラトロールを注入したマウスでは生存率が上がる）

などのデータが発表されています。

これらは、ＮＨＫで大きく報道され話題を集めました。以上のような**アンチエイジングの効果が高いもの**については、注目をしていく必要があります。

鮭やエビの赤い成分で視力がよみがえる

目のアンチエイジングのお話です。２０１２年5月24日付の読売新聞に「短い波長目に大きな負担」という記事が掲載されました。

最近、節電効果の高い照明として脚光を浴びている、ＬＥＤ（発光ダイオード）。パソコンなどの液晶画面に使われています。しかし、ＬＥＤに含まれる「青い光」は、網膜を傷つけたり、体内時計をつかさどっている「メラトニン」の分泌を抑え、睡眠、覚醒のリズムを狂わせる、とあります。

この**青色光をカットするメガネ**が今、とても売れています。パソコンを一日中使うようになった現代人は、目を有害な光から守ってあげる必要があります。

この青色光をブロックするのが、「ルテイン・アントシアニン」という成分で、ブルーベリーなどによく含まれています。光からくる障害「光障害」は、ほとんどが光から生まれる活性酸素が原因だということがわかっています。

日蝕《にっしょく》の折に、太陽をじかに見てしまい、目に暗点ができてものが見えづらくなってしまった人がいました。これは、強い光が網膜に当たることで生じた活性酸素が原因です。大量の抗酸化物質のサプリメントで2か月で暗点が消えて元に戻ったと、喜んだ人もいました。

この光障害に、さらに素晴らしい効果が見られているのが、「アスタキサンチン」です。

これは鮭やエビの赤い成分と同じです。鮭は川を上っているとき、ほとんど絶食の状態で川を命がけで上っています。ものすごいストレスで大量の活性酸素が生じているはずですが、こんな芸当ができるのも、鮭には、活性酸素を消去する働きのある「アスタキサンチン」という赤い成分が含まれているおかげと言われています。

この「アスタキサンチン」は、最近、目にとても良いことが証明されてきています。慶應義塾大学眼科教授の坪田一男先生、慶應義塾大学眼科の川北哲也先生、北海道医療大学個体差医療化学センター眼科らの発表データを見ると、「アスタキサンチン」は、驚くほど目を障害から守る作用があり、**失明の大きな原因である加齢黄斑変性症を改善**し、ドライアイを素晴らしく改善します。

慶應義塾大学の坪田教授は、毎日「アスタキサンチン」を服用されているそうです。私も毎日、坪田教授と同じ量（1日24ミリグラム）を服用しています。

目の疲れがかなり違います。私のクリニックも電子カルテなので、パソコンを一日中使いっきりです。ドライアイの人などには、まさにおすすめです。

また、ご存じのように**しわ予防、改善効果もあり、「ビタミンC」との併用**がおすすめです。「アスタキサンチン」の美容液もあり、肌の抗酸化作用が証明されています。

ブドウの皮で大腸がんが治った!?

レスベラトロールがブドウの皮にあることはお話ししました。これを知らないと、宝のような成分がゴミ箱に捨てられることになります。レーズンは皮ごと食べられるため、**活性酸素を除去する力を示すORAC（活性酸素吸収能）値がとても高い**のです。

私は、高濃度型「レスベラトロール」（トランスレスベラトロール換算で1日当たり150ミリグラム）を摂っています。

長寿効果が期待され注目される、ポリフェノールの一種である「レスベラトロール」とがんの興味深いデータが発表されていますので説明しましょう。

①レスベラトロールのがん組織の増殖抑制効果

大腸がん患者にレスベラトロール1日当たり0・5あるいは1・0グラムを29日間

投与したところ、がん組織の細胞増殖が明らかに低下していた。これは、『Cancer Research』という医学誌に発表されたものです。

②レスベラトロールの大腸がんの増殖抑制効果

大腸がん患者にブドウの皮（レスベラトロール換算約16ミリグラム）を2週間投与したところ、大腸がんを進行させてしまうWntシグナルが低下した。

③レスベラトロールのがん予防効果

健常人に1日当たり2・5グラムのレスベラトロールを29日間投与すると、発がんに関連している可能性がある、血中IGF-1が低下した。これは**レスベラトロールががん予防効果を有している**可能性があるということです。これも医学誌『Cancer Research』に掲載されたものです。

そのほか、「レスベラトロール」の全身への効果はさまざまな報告があり、「レスベラトロール」を1日当たり150ミリグラム、たった30日間、肥満患者に投与しただけで、インスリンの効きやすさが良くなり、血圧低下、肝機能の改善、コレステロールや中性脂肪の低下、ミトコンドリア機能向上、炎症マーカーの低下などが見られ、**摂食カロリーを抑えたのと同等の効果**が得られました。

たった、30日間でこれだけの抗メタボ効果が得られる――。素晴らしい可能性を持った成分と言えるでしょう。

ただ、これらの論文で使っている成分は、トランスレスベラトロールという成分です。サプリメントを選ぶ際には、きちんと「トランスレスベラトロール～mg」と記載されているものが良いのは、P123で紹介した通りです。

毎日ピーマンを食べれば、免疫力が上がる

免疫力を高める方法について科学的根拠があり、しかも誰でもすぐにできる方法について解説します。

体の免疫の中枢はどこか、ご存じですか？　胸腺《きょうせん》という臓器です。心臓の前に乗るようにあり、胸骨という骨の下にあります。この胸腺が免疫細胞を成熟させ、体に抵抗力をつけます。しかし、この胸腺は、年齢とともに萎縮していってしまいます。とくに動物実験（マウス）では、**オスほど、加齢に伴う萎縮が強い**ことがわかっています。

人間も男性の方が、胸腺の萎縮が早い（酸化ストレスがかかりやすい）のです。そして、加齢にともなう免疫機能の低下は、酸化ストレスによる胸腺機能の低下が原因と言われています。

男性が短命な理由として、基礎代謝量が女性に比べて大きいこと、男性の持つY染色体が、傷つくと回復しない（短命の遺伝子と言われている）ことがありますが、そ

れよりも、胸腺の退化が早いことが大きな理由なのです。

この胸腺の加齢による機能低下は、ある成分によって改善することがわかってきました。それが、「ルテオリン」という物質です。この「ルテオリン」は、**ピーマンの中に多く含まれ、細胞内外で抗酸化力が非常に高い**ことがわかっています。

高齢者（60～80歳）に2週間、1日3個のピーマン（1日当たり120グラム）を摂取させ、その前後で、免疫力をつかさどるTh1／Th2、NK（ナチュラルキラー）活性を測定した研究があります。すると、Th1、Th2ともに上昇し、リンパ球幼若（芽球）化能は向上し、胸腺免疫細胞が改善することがわかりました。

そうです。ピーマンを毎日3個食べるだけで、確実に免疫力が上がることが科学的に判明しました。

ピーマンに含まれる「ルテオリン」は、抗がん作用、抗加齢＝アンチエイジング作用、抗糖尿病作用、抗アレルギー作用（花粉症、アトピー、喘息などの症状を抑える）などの効果も認められており、ぜひ食事に取り入れたい食材です。試してみてください。

発酵食品に含まれるALAでアンチエイジング！がん予防！

胸腺の萎縮に対抗するには「ALA」（5-アミノレブリン酸）が効果的です。ALAは天然のアミノ酸で、「グリシン」から合成されます。生命色素である「ヘモグロビン」や「クロロフィル」を生産するアミノ酸で、生命の維持およびその活動に不可欠な成分です。

実は、この「ALA」を投与すると、胸腺重量が2倍に増加することがわかりました。雌雄老齢マウスに7日間、連続経口投与すると、胸腺の萎縮が抑えられ、性差も解消します。

そして、胸腺の中で、**老化やがんのもととなる活性酸素を消去するSOD（活性酸素分解酵素）が増える**こともわかったのです。そして、「ALA」の効果は、人間でもイヌでも胸腺が大きくなることが確認されていますので、確実だと言えます。

この「ALA」は、実は発酵食品に多く含まれていることがわかっています。赤ワインや納豆、黒酢、酢などの食品に多く含まれています。ほかに、**じゃがいも、しいたけ、かいわれ大根、緑茶、バナナ、巨峰、イカ、タコ**にも多く含まれます。

胸腺を大きくして、アンチエイジング！　がん予防です！　免疫力を活性化して、タフな人生を生きましょう！

とうがらしが胃腸の不調を改善する

機能性胃腸症の人の多くは、胃のふくらみの刺激や胃酸の刺激に対して、非常に「感じやすい状態」、すなわち「胃の知覚過敏」の状態にあることは述べました。

胃の知覚をつかさどっているのは、ＴＲＰＶ１《トラップ・ヴイ・ワン》（Transient Receptor Potential Vanilloid 1）というレセプター（受容体）です。このレセプターが胃の知覚を脳に伝える働きをしています。

このレセプターは、カプサイシンで活性化します。カプサイシンは、とうがらしの中に含まれている成分です。機能性胃腸症においては、胃の粘膜において、このＴＲＰＶ１が過剰に増えて、胃が過敏になっている状態です。

最近注目されているのは、食前に、カプサイシン少量を長期的に摂ることで、**みぞおちの痛み、胃もたれ、吐き気などの症状が軽くなる**ことがわかってきたことです。

なぜ、カプサイシンが効くのか。それは、少量のカプサイシンを長期的に摂っていると、ＴＲＰＶ１の反応が鈍くなり（脱感作と言う）、胃の不快な症状が脳に伝わりにくくなるため、知覚過敏が改善するからだと言われています。

また、以前からカプサイシンには、胃の粘液を増やす効果があることがわかっています。胃の粘液は胃の防御機能（プロテクション）にとても重要です。

十円玉でさえ溶かしてしまう作用のある胃酸で、なぜ胃は自分が消化されないのか。その秘密は胃粘液にあるのです。胃の粘液は、胃の細胞を胃酸の消化から守っているのです。

手術で摘出した胃を胃酸の中に入れると簡単に溶けてしまいます。しかし、生きている胃は、粘液が出ているので自己消化されないのです。胃の粘液力を増やすのが、カプサイシンなのです。

とうがらしが苦手な人、毎日摂るのが難しい人はカプサイシンのサプリメントが安価で売られています。試してみる価値は十分にあります。

コツは、胸やけや違和感を感じない量で、とうがらし、もしくは**カプサイシンのサプリメントの量を決めて、長く飲んでみる**ことです。すると、カプサイシンレセプター（ＴＲＰＶ１）が鈍くなりますので、腹痛を感じにくくなるのです。

また最近増えている、ストレスで下痢や便秘を繰り返す「過敏性腸症候群」という腸の病気にも、この少量カプサイシンが効果的であり、症状を緩和するということがわかってきています。これもＴＲＰＶ１による内臓の知覚過敏を抑えることにより、**ストレスによる腹痛を感じにくくする**のです。

とうがらしは、胃腸の不快な症状を緩和する期待大の食べ物なのです！

豆じゃがいもが胃の不調を悪化させる

胃の働きを弱め、胃の中に長く停滞し、胃もたれや胃の痛みを生じさせる原因が脂肪であることは有名です。同じ摂取カロリーでは、脂肪を多く含む食事は胃の症状を悪化させます。脂肪を抑えるためには、**油で揚げるより、蒸す、煮る、ゆでる調理方法がおすすめ**です。

脂肪分のほか、タマネギ、コーヒー、炭酸飲料、マヨネーズ、ナッツ、チョコレートでも過敏な反応が出やすいことがわかっています。ただ、もっと新しい知見が出てきています。

それは、胃の不調は、腸の中で作られている「水素」が悪さをしているということです。胃の不調の多くは、胃が過伸展する（過剰にふくらまされる）ことで引き伸ばされ起こります。大腸に存在すべき腸内細菌（嫌気性菌）が小腸の中で増え過ぎて、糖を代謝するときに小腸内で水素ガスが作られ、これが小腸や胃をふくらませて症状を悪化させていることがわかってきました。

実際に摂ることによって水素ガスが増えて、吐く息の中に水素ガスがたくさん出てしまう食べ物がわかっています。それが、吸収されにくい炭水化物（低吸収性短鎖炭水化物）なのです。これらをＦＯＤＭＡＰ（フォドマップ）と呼びます。

具体的にはフラクトオリゴ糖（小麦、アスパラガス）、ガラクトオリゴ糖（豆類）、ラクトース（乳製品、チョコレート、ビール、インスタントスープ）、フラクトース（蜂蜜、コーンシロップ、フルーツ）、ソルビトール（シュガーレスガム、桃、梅、サクランボ）です。

とくに１００グラムの炭水化物を食べたときの**呼気中の水素ガス（ゲップのもと）が多いのは、豆とじゃがいも**であるという報告権威ある『Gastroenterology』誌に発表されています。反対に米は、食物繊維が少なく、小腸でほぼすべて吸収されるので、胃の悪い人には最適です。米が食品の中で最も水素ガスを発生させません。ゲップやおならで悩んでいる方は、パンよりも米を選択しましょう。米は胃腸にやさしいヘルシーフードなのです。

「がんは治療しない方がいい」を信じて、手遅れになったAさん

薬を飲むな、医者を信用するな、という本が多く出ています。こういった本を真に受けて、うまくいっていた治療を放棄したり、せっかく早期発見できたがんなのに、放置したことで転移の苦痛に悩まされ、本来完治するはずだったがんで命を落とすことになった人をたくさん見てきました。

「がんは治療しない方がいい」と言っている医師を信じて、落とし穴にはまってしまった患者Aさんを診たことがあります。発見されたときには、きわめて早期の胃がんでした。本来なら**内視鏡であっという間にとって、完治するはずだった**方です。

その患者さんは治療せず、放射線治療だけを受けて、その後放置しました。全身に転移が生じてから、やっとのことで自力で私のところにやってきました。腹水と腸閉塞に悩まされて、再びその医師のところに行くと、「あなたはもう手遅れで、うちは大学病院だから、ほかの病院に行ってくれ」と言われたそうです。仕方なく、何とか

タクシーに乗って、息も絶え絶えで私の病院の正面玄関にたどり着いたのです。倒れこむように診察室に現れました。

私はAさんの死を看取りました。患者さんはもちろん私たち病院スタッフも必死になって症状を緩和するサポートをしました。最後は、真夜中に病院から呼び出しを受けて、死亡宣告をしたのです。

本人も奥様もその医師を信じたことを後悔していました。私はこの医師を恥ずかしく思います。自分が言ったことや持論を信用してついてきてくださった患者さんなら、たとえ大学病院であっても最期まで自分で看取るべきではないでしょうか。

紹介状一枚、「後はよろしく」と書いて、終わり。「患者を殺す」医師なのだと思いました。これは、氷山の一角ではないかと思います。実はもっとたくさんの人が死に追いやられているのではないかと思います。

医師や看護師、臨床検査技師をはじめとする医療従事者は、あなたが**病気で苦しんだときに、その苦痛を和らげ、不安を共有し、治す**ためにいるのです。そのために医学は進歩し、私たちは夜も寝ないで研究し、患者さんを診て、病気を解明し、日本は世界一の長寿国となりました。

私が尊敬するウィリアム・オスラー（1849－1919）医師（ヒポクラテスと並ぶ医学史上の偉人）は医学生への講演の中でこう言っています。

「医学はアートであって商いではない。

これは天職であって、決して単なる職業ではない。

この職業において諸君の心と頭脳は等しく磨かれなくてはならない。

君たちを家庭の信頼する相談役として、父親はその心配を、母親はその悲しみを、また息子たちはその過ちを持ってくるであろう。君たちのする仕事のうち少なくとも3分の1以上は、専門の医学書以外に書かれている内容のものである。

君たちが生を受けたのは、自分のためではなく、他人の幸福のためであることをよく心に留めるべきである」

それに対し、国民を医療から遠ざけ、医療を非難し、患者と医療の間にしこりを残すような本は、たとえセンセーショナルで、その本が何万部売れようと、良書とは言えません。商業的に売れたからといって、国民を不安にさせ、社会を不安定にする本を、私は良い本だとは思わないのです。

とくに医療の本は「売れた本＝正しい本」ではないことを知らなくてはなりません。ときに、**国民を誤った方向にミスリードし、本来助かる人まで殺《あや》める**ことになる場合すらあるのです。

医療と患者の間に良好な関係を作り、誤解を解き、不安を和らげ、わかり合えるための本こそが必要なのではないでしょうか。

人の関係性を壊すより、創り上げていくことに医師人生を捧げたいと私は思います。

たった一人の命でも助かるきっかけになればと、祈りながらこの本を書いています。

大腸カメラを実施しているクリニックは胃カメラもうまい

上手な胃カメラ（上部消化管内視鏡検査）の受け方について紹介します。医療機関を選定する上で、あなたがご存じない、重要なポイントがあります。あなたなら、胃カメラの名医、どうやって探しますか?

ポイント1・大腸内視鏡検査がうまいと評判のクリニックを選ぶ

胃カメラを受けるには「大腸内視鏡がうまいと言われているクリニックで受ける」ことがポイントです。なぜか? 内視鏡は、細い管のようになった構造物です。この細長い管を、いかに、効果的に、器用に操作できるかが、医師の重要なスキルです。

実はこの胃カメラ、患者さんの苦痛の程度を考えなければ、**簡単に食道に挿入する**ことはできます。押し込んでいくだけですから、大した経験は必要ないのです。ただしそんな医師に胃カメラを受けたら、患者さんにとっては、辛いだけです。

それに比べ、大腸カメラは、押して入れていくというより、**引いて入れていくという、きわめて曲芸のようなテクニック**を使って施術します。そのため胃カメラより大腸カメラの方が数倍難しく、苦痛の少ない大腸内視鏡を達成するには、高度な内視鏡テクニックが必要とされるのです。

消化器内科医として、大腸内視鏡検査をマスターするには、胃カメラの数倍の長い修練が必要です。ですから、胃カメラ検査を行なっている医師のすべてが大腸カメラ検査を行なえるわけではありません。

そして、苦痛なく大腸内視鏡を行なえるテクニックを持っていれば、胃カメラも苦痛が少なく、正確に検査ができることになるのです。

ポイント2・消化器病学会専門医、消化器内視鏡学会専門医の資格を持った医師に受ける

以前、医師が地域にいなくて、消化器の専門医以外の医師も内視鏡検査をしていた

時代がありました。へき地では、一人の医師がすべてをこなさなくてはならない時代もありました。

しかし、今は1時間車を走らせれば、専門医の称号を与えられた医師がどこかにはいる時代となりました。

今どき、**胃カメラは専門医から受けるのが常識**と考えた方が良いでしょう。

それが患者さんのためだと私は考えています。専門医はその領域である一定の専門知識を持った医師であるという証であり、専門医を選ぶことで大きなハズレをひく可能性が減ります。

資格は馬鹿にできません。と言うのも、当院に来られる患者さんの中にも、専門医以外が行なった内視鏡検査で、残念な見逃し症例が非常に多いからです。結局は困って、私たち専門医の内視鏡を受け直す方も多いのが実情です。

ほんの一例を紹介しましょう。

【症例1】 胃がんがあるのに、「これは心配ないものだから大丈夫」と数年にもわたってがんを見逃され続けていた症例。

⇓一目見ただけで胃がんとわかる病変。当院にて胃がんと診断し、胃を全摘、その後経過良好。

【症例2】 大きい胃がんがあったにもかかわらず、専門医でない医師が行なった経鼻内視鏡検査のため、平坦な胃がんを見逃されていた症例。
⇓当院で胃がんと診断し、粘膜剥離術で完全切除。

【症例3】 他院にてスキルス胃がんを治らない難治性胃潰瘍だと、ずっと誤診。経過観察するのみだったため、がん性腹膜炎になり腹水がたまってきて当院に来院。
⇓来院時のエコーでスキルス胃がんと診断。翌日の胃カメラでスキルス胃がんと確定診断。抗がん剤の治療を開始。

このように、〝内視鏡をやる資格などない〟と言いたくなるような医師の施行症例もたくさんあります。いいかげん、そういう**大きな見逃しを繰り返す先生**（同一医師が多い）は、内視鏡を置くべきだと言わざるを得ません。

だいたい、そういう先生は胃がんを疑ったとき、どういう部位から組織をとって調べるべきかすら知識もなく、内視鏡を入れたり出したりしているだけだからです。

医師免許を持っていれば、ろくに消化器病学を知らなくても、誰でも胃カメラを自由にできるというのは、国民にとってはあまりに不安な状況と言え、医師の技術水準の確保と制度化が急がれます。患者さん自身も自分の身は自分で守らなくてはなりません。

すべての**医師が同じ能力を持っているというのは古い幻想**です。志高く努力していこうという医師もいれば、その日を何とか毎日暮らしていければいいと思っている医師もいるのです。

医師がどれくらい勉強しているのか、大学から認められた医学博士号を持っているのか、どれくらい業績があるのか、どんな専門医資格を獲得しているか、よく見極めることが大事です。

責任を持って、早期がん（early stage）での発見を行なえるのがスペシャリストと言えるでしょう。

ポイント3・ピロリ菌に関する知識のある医師に胃カメラを受ける

現在の胃、十二指腸、食道疾患についての治療方針は、ピロリ菌の深い知識なしには成り立ちません。私が非常に残念に思うのは、いい加減な除菌治療です。除菌の成功・不成功を判定する方法も時期もいい加減、やりっぱなしのことが多く、中には除菌だけして、除菌後の危険性も説明せず進行胃がんを見落とすようなケースもあります。実は、除菌したからといって胃がん発生がゼロになるわけではなく、除菌してから4~5年経ってから胃がんが出てくる人もいます。除菌後5年間は年1回の胃カメラを受けるようにしましょう。

日本ヘリコバクター学会が「日本ヘリコバクター学会認定ピロリ菌感染症認定医」を認定していますので、そういう学問背景を持った医師に胃カメラをしてもらうと、より安心できるでしょう。

さらに言うと、ただ臨床経験を積んだ医師よりも、一時期は胃の遺伝子研究や基礎研究を行ない、**内視鏡画像のもっと奥にある細胞レベルの背景についても研究歴がある**と、眼には見えない胃の遺伝子的背景についても考察してもらえます。胃の「名医」と言うからには、医学博士号を胃の研究でとった医師が最高と言えるでしょう。

ポイント4・口コミを参考にする。「みんなの意見」は案外正しい

私が今まで聞いた言葉の中で、非常に軽蔑を覚えた台詞があります。ある医師が言った言葉です。

「僕はピロリ菌の除菌なんかしないよ。だって、除菌したら病気が治っちゃうじゃん」

ピロリ菌の除菌を行なえば、胃潰瘍、十二指腸潰瘍はほぼ再発しなくなります。胃薬も（ほかに逆流性食道炎などがなければ）飲まなくても済むようになります。日本ヘリコバクター学会は、「ピロリ菌感染者は全員除菌すべきである」という**ガイドラインを2009年に発表**しました。

その医師は、除菌をしてしまうと患者さんが治ってしまい、自分の診療所に来なくなるからしない、という意味で言ったのだと思います。しかし、それで医師と言えるでしょうか。

最低な医師だと私は思っています。患者さんは治って、どんどん病院に来なくなる方が喜ばしいことなのです。治ってくれれば、いくらでも知り合いを連れてきて紹介してくれますから、治る病院はいつも満員なのです。治療する側の医師の人格も大きな判断材料になるでしょう。

『「みんなの意見」は案外正しい』（ジェームズ・スロウィッキー、角川文庫）という本が売れました。あなたもAmazonなどインターネットでものを買うときに、★印何個、などレビューを見て買うものを選ぶでしょう。たくさんの人に**選ばれているクリニックや病院はそれだけ治療がうまくいっている**ということです。

ポイント5・痛くない胃カメラを選択する

前述（P189）のように、ミントは胃の動きを抑える作用があり、ミントで作った薬液「ミンクリア」を使ってもらうと、痛い注射をしなくて済みます。ひとこと、医師に「ミンクリアを使ってください」と言うだけです。

ポイント6・最新機器を使っている医療機関で受ける

経鼻内視鏡はとくに、画質がかなり急速に進歩しているので、なるべく新しい機械で特殊光が使えるもので行なってもらいましょう。FICE（ファイス）もしくはNBI（エヌビーアイ）という名前の**特殊光を胃カメラ検査の際に当てられる機械**は、先端経鼻内視鏡です。「ファイスかエヌビーアイは使えますか？」と聞くだけです。

あとがき　初めての患者

大学を卒業して研修医になった私は、東京屈指の大病院で研修を始めました。

私が初めて担当した患者は、まだうら若く美しい歌手でした。初めて血液のがんであることがわかったとき、彼女は抗がん剤の治療を受け、一度は成功を収めました。白血病をはじめとする血液のがんは、血液の中にがん細胞があるため、手術ではなく最初から抗がん剤の点滴で治療を開始します。しかし、副鼻腔に再発したとき、彼女は、顔という歌手にとって大切な部分が損なわれることを恐れ、顔面への放射線治療をためらいました。その後、顔面から再発し、再入院となり、私と出会うことになりました。

それは激しく、苦悩に満ちた、厳しい戦いでした。彼女の体には、すでに肝臓や骨を含む全身に転移が生じ、度重なる治療により抗がん剤も次第に効かなくなっていました。すでに**現代の医学の力では勝ち目の少ない戦い**であることは、上級医より告げられていました。しかし、若い患者や彼女を支えていた夫や家族の希望もあり、最後の力を振り絞り、私たちは、抗がん剤治療に何度か踏み切ったのです。

病勢が強くなり、次第に衰えていく若い彼女の病室を、私は毎日訪れ、話を聴き、ぽつりぽつりと話す言葉をメモ帳に書き取り、薬を調節し、少しでも彼女が辛い思いを打ち明けてくれるように心を砕きました。病室までをただただ歩いて彼女の回復を祈る毎日でした。まだ医者になりたてで、**臨床実地の場での知恵のない自分**を呪い、自分を責めました。

しかし、「その日」は来てしまいました。私が病棟を回っていたそのとき、彼女は眼球を上転させ呼吸が停止し、心停止となりました。懸命な蘇生処置のかいなく、彼女と私は再び会話することはありませんでした。

部屋の中には、ジャズ歌手だった彼女のレコードの声がスピーカーから響き、華やかな見舞客たちが残していった美しい花々が咲いていました。

そのあと、しばらく夜ひとりで都心を歩き回りました。六本木の夜の中、「なんで医者なんかになってしまったんだ、勝ち目のない戦いにどうして僕と彼女は苦しめられなくてはならなかったんだ」、そう思うと、きらびやかに輝く夜の東京タワーが涙ににじみ、ゆがみました。

しかし、彼女が残してくれた言葉は、その後の私の医師人生を支えてくれました。「先生は、自分の利己心や私心のために医者になったんじゃない。誰か、他の人のためになりたい、役に立ちたいと願って医者になった。その気持ちはきっと患者さんや周囲にも伝わる。だから苦しいときもがんばって」と。

あの底なし沼のような、東京の夜の中で味わった感覚を、私は今も失いたくないと思っています。病に苦しんだ人の絶望感、不安、後悔といったものは、いっしょに戦ったものにしかわかりません。

多くの病気は早期に発見し、すみやかに治療することで克服できます。それを支えるのが医師の仕事なのです。私は、生まれ故郷で、愛する人々の診療をし、多くのがんを含む病気を診断し治療している今も、ときどき彼女のことを想い、私にとって初めての患者であった彼女の言葉を大切に、生きているのです。若くして世を去らねばならなかった彼女を想えば、私たちは、**与えられた生命を精一杯に生きなくてはなら**

ないことに気づきます。

それから10年以上の年月が経ち、**私が故郷にクリニックを開院し、さらに数年が経った静かな夜**のことでした。

東京で大きな研究会があり、私は、東京タワーのすぐそばにあるホテルを訪れました。長い研究会が終わった後、忙しい毎日の疲れがたまっていた私は、ホテルのエントランスを出て、倒れこむように1台のタクシーの暗い後部座席に乗りこみました。

東京タワーが輝く夜空に、大きく美しい満月が浮かんでいました。

「運転手さん、どこでもいいですから、夜景がきれいなところ、適当に、お願いします。時間は、今夜は、ありますから……」

「わかりました、お客さん、疲れてるみたいですね。きれいなとこ、行きましょう」

初老と思われたタクシードライバーは、とても優しい声をしていました。

夜空に輝くレインボーブリッジをタクシーで渡りました。お台場の夜景はとても美しく、私の心を癒やしてくれました。

東京で働いていたころ、お台場は、何もない、ただ広いだけの荒涼としたさみしい空き地でした。それが今や華やかな、若者の名所となっています。

「運転手さん、**今、幸せですか？**　生きてるといろんなことがありますけど」

「ええ、私は幸せです。いろんなことがありまして、今の妻とは再婚なんですけどね、今は、妻がとても大切です。店も畳みまして今は運転手してるんですけど、今が一番幸せですよ」

車は赤坂を回り、六本木にさしかかりました。ふとタクシーの中から目をやると、思い出の電話ボックスが、国道のわきで、ぽつんと光っていました。

私が医師として担当した最初の患者が亡くなったとき、電話をしようとして入ったものの、涙が流れてかけられずに、ただ中で泣いていた電話ボックスです。ここから、東京タワーが涙でゆがんだのでした。

「お客さん、お医者さんじゃないですか」

「なんでわかるんですか」

「やっぱりそうですか、雰囲気でわかりますよ、そんな気がしました。私、お医者さんと関わることが多かったので。お客さんも、幸せですか?」

「ええ、疲れて立てなくなることもありますが、幼いころからやりたいと思っていたことをやれているので幸福です。たくさんの悪性疾患を早期に診断し救命でき、生まれ故郷に貢献できて、これ以上幸せな男はいないと思います」


なつかしい場所を車窓から眺めて、私の心は和み、ホテルに帰ろうと思いました。

「私は、昔、近くの病院に勤めてましてね、なつかしかったです、ありがとうございました。また明日からがんばりますよ」

「えっ!? 私の先妻も、ここで亡くなったんですよ」

「何の病気で?」

「○○というがんです。内科病棟です」

「いつですか?」

ドライバーは、**私が医師人生で初めての患者を看取った季節**を語ったのです。

「もしかして、Yさん?」と私は叫びました。

「ええ、Yです。江田先生ですか?」

振り返った老いたタクシードライバーの、対向車のヘッドライトに照らされた顔は、なつかしい私の初めての患者の夫でした。

「私の人生というものは……、なんという……」

心の中で、言葉にならない感情がめぐり、声にならない声で言いました。

「Yさん！　江田ですよ！　元気でいてくれたんですね！　幸せでいてくれたんですね！」

この、広い東京の夜に、いったい何千台のタクシーが走っているのだろう。

私たちが再会できる確率は、何万分の一なんだろう。

たとえ、**大切な人に会っていても、気づかないままにすれ違っていくのが人生**というものではないだろうか。

彼女はまだ若過ぎました。

彼女は、あまりにも重症で悪性度の高いがんだったのです。

あれは悲劇でした。

しかし、私は初めて患者を担当した研修医だったのです。

どうしても助かってほしかった。

当時の医学の力では、彼女が亡くなることが避けられないことは理解していました。

しかし、その後十何年間も、私は彼女にあのとき、もっともっとしてあげられることがあったのではないか、とずっと悔いていました。自分を責めていました。その後の医師生活は、その分、**毎日毎日もっともっといい医者にならなくては**、と。それくらい、私にとっては、日々忘れることのなかった出来事でした。


Yさんは、私を六本木の料亭に連れて行ってくれ、寿司を振る舞ってくれました。

私たちはワインを飲み、生前の彼女が唄っているジャズのレコードを聴きました。

ジャズの店を経営していたYさんは、悲しみから店を畳んだと話してくれました。

「こうやってお会いできて本当によかった」と、亡き前妻の写真を贈ってくれました。

美しかった彼女が、ジャズ歌手として輝いていたころのものでした。

この出来事の1か月前、クリニックで初めての患者さんのことを患者さんたちに話したことがありました。

もしかしたら、患者さんたちの心の動きが、あの満月の夜、彼女の魂を呼び寄せ、彼女の魂が、疲れた私を前夫の運転するタクシーに乗せ、**私の心に長く存在した重荷を取り去ってくれた**ばかりか、料理までご馳走してくれ、ねぎらってくれたのではないだろうか？

「きっと、彼女は天国で先生に感謝してくれてるんじゃないですか」

自分のオフィスでその話をしたら、私の優しい患者さんが言ってくださいました。

私は、あの初めての患者さんに今も感謝しています。

私は論文を発表してきた博士です。科学の世界で生きています。しかし、彼女が今も、どこか遠いところにいて、我々を見守ってくれているのだと感じます。

私は祈ります。

彼女の魂が静かなやすらぎとともにあらんことを。

そして、最愛の女性を失った夫が、今は新しい生活を幸福に生き始めているということに安堵したのです。

よい人生を。

固く握手して私たちは別れました。

私たちは、与えられた生命をもっと大切にしなくてはなりません。

自分という、かけがえのない存在を生かさなくてはなりません。

若くして亡くなった人々の気持ちに応えるために。

そして、祈ります。

患者さんたちの人生に、よき出会いがありますように。

そして、世を去りゆく人が、涙はあるとしても、心に残る素晴らしい人生の別れ（エピローグ）を迎えられますように。

そしてこの本をお読みになっていらっしゃるあなたにも祈ります。

この本で得られた知識をもとに、**輝かしい健康と未来を手に入れてほしい**と。

この本も医学も、あなたのためにあるのです。

魂のこもった編集をしてくださった、幻冬舎の鈴木恵美様のご尽力に心から感謝申し上げます。

文庫版のあとがき

医者が患者に教えない病気の真実――。

あなたが病院やクリニックを受診するとき、医師は、あなたがかかってしまった病気のことはくわしく説明してくれるかもしれない。

しかし、「どうしたら病気にならないで済むか」「どうしたら病気をはねつけて若々しくいきいきと生きられるのか」をくわしく診察室で医師から教えてもらっている患者さんはいるだろうか？

実はそういう幸運な患者は少ない。

もしいるとしたら、あなたの主治医は立派な先生だ。

ただ、医師には忙しい人が多い。

実際には病気を予防するために非常に役に立つ知識が世界中にはたくさんある。しかし、医師はそういう真実を患者になかなか語らない。

もしかしたら、そういう病気の予防について興味のない「教えない」医師もいるかもしれない。

一方で、病気の治療についての勉強だけで精一杯で、予防医療について患者に語るだけの知識を持ちあわせていない「教えられない」医師も多いのである。

患者には知る権利がある。

「どうしたら病気にならないで済むか」、予防医療についての知識を患者に示し、治療や薬だけに依存した日本の医療から脱却する必要がある。

病気を治療することはもちろん大事だが、それよりもっと尊いことは病気にならないことだからだ。

病気の予防にはさまざまなテクニックやコツがある。

患者がそれを知った上で、実行するかどうかを決めるのは患者の選択である。

しかし、最初から知らない、「医者が患者に教えない」のは、不当であり、あってはいけないことだ。

そういう深い思いから書いた本がこの本である。


初版が出てから、4年の歳月がたった。

現在、日本でも予防医学の知識がだいぶ普及してきた。

この本も国内で7万部売れ海外でも翻訳され、その潮流を速める一端になったと自負している。

国民の医療費が高騰し、糖尿病の薬を甘いコーラで流し込むような「薬さえ飲んでいればいい」という薬に頼った医療が非難されている。

今まさに、この本が現在の日本にとって、大きな役割を果たす時であると信じ、文庫化することとした。

この本が、あなたと愛する人の輝かしい健康に役立つことを、医師としての最大の良心にかけて祈る。

2017年4月　江田証

いずれの国の人たるを問わず、
苦しみ、闘い、ついには勝つべき、
あらゆる自由なる魂に、捧ぐ。

ロマン・ローラン

【参考文献】

・Miyachi M et al. Unfavorable effects of resistance training on central arterial compliance: a randomized intervention study.Circulation. Nov 2;110(18):2858-2863, 2004

・Eda A et al. Sulindac-associated choledocholithiasis. Am J Gastroenterol. Jul;96(7):2283-5,2001

・Eda A et al. Expression of homeobox gene CDX2 precedes that of CDX1 during the progression of intestinal metaplasia. J Gastroenterol. 37(2):94-100, 2002

・Eda A et al. Aberrant expression of CDX2 in Barrett's epithelium and inflammatory esophageal mucosa. J Gastroenterol. 38(1):14-22, 2003

・Satoh K et al. Aberrant expression of CDX2 in the gastric mucosa with and without intestinal metaplasia: effect of eradication of Helicobacter pylori. Helicobacter. Jun;7(3):192-8, 2002

・Mutoh H et al. Conversion of gastric mucosa to intestinal metaplasia in Cdx2-expressing transgenic mice. Biochem Biophys Res Commun. Jun 7;294(2):470-9,2002

・Ristow M et al. Antioxidants prevent health-promoting effects of physical exercise in humans. PNAS USA. 106, 8665-8670, 2009

・Cheung AM et al. Vitamin K supplementation in postmenopausal women with osteopenia (ECKO trial): a randomized controlled trial. PLoS Med. 5,1491-1472,2008

・Gree J et al; Height and cancer incidence in the Million Women Study: prospective cohort, and meta-analysis of prospective studies of height and total cancer risk: Lancet Oncology.12(8) 785-794,2011

・Stone, A et al. A snapshot of the age distribution of psychological well-being in the United States. PNAS. 9985-9990. 2010

・Hansen J et al. Case-control study of shift-work and breast cancer risk in Danish nurses: impact of shift systems. Eur J Cancer. 48,1722-1729, 2012

・Hansen J, et al. Nested case-control study of night shift work and breast cancer risk among women in the Danish military. Occup Envion Med. 69:551-556, 2012

・Davidson AJ et al. Chronic jet-lag increases mortality in aged mice. Curr Biol. 16:R914-916,2006

・Roenneberg T et al. Social jetlag and obesity. Curr Biol. 22:939-943,2012

・Annweiler C et al. Higher vitamin D dietary intake is associated with lower risk of alzheimer's disease: a 7-year follow-up. J Gerontol A Biol Sci Med Sci. Nov;67(11):1205-11. doi: 10.1093/gerona/gls107. Epub, 2012

・ Okano,et.al.Osteoporosis,Jpn.12:76-79, 2004

・ Bomelli L et al. Antioxidant supplement and long-term reduction of recurrent adenomas of the large bowel. A double-blind randomized trial. J Gastroenterol. Oct 13.2012

・ Shores MM et al. Low serum testosterone and mortality in male veterans. Arch Intern Med. Aug 14-28;166(15):1660-5,2006

・ Yasuda M et al. Salivary 8-OHdG: a useful biomarker for predicting severe ED and hypogonadism. J Sex Med.5,1482-1491,2008

・ Oi Y et al. Allylthiamindisulfide and related compounds enhance thermogenesis with increasing noradrenaline and adrenaline secretion in rats. J Nutr Sci Vitaminol (Tokyo). Oct;45(5):643-653,1999

・ Aoi W et al. Astaxanthin improves muscle lipid metabolism in exercise via inhibitory effect of oxidative CPT I modification. Biochem Biophys Res Commun .366(4),892-7,2008

・ Vijay-Kumar M et al. Metabolic syndrome and altered gut microbiota in mice lacking Toll-like receptor 5. Science. 328(5975),228-231,2010

・ Toda T et al. Apple Procyanidins Suppress Amyloid β -Protein Aggregation. Biochem Res Int. 784698, 2011

・ Murakami K et al.Vitamin C restores behavioral deficits and amyloid-β oligomerization without affecting plaque formation in a mouse model of Alzheimer's disease. 26(1):7-18. 2011

・ Carroll RE et al. Phase IIa clinical trial of curcumin for the prevention of colorectal neoplasia. Phase IIa clinical trial of curcumin for the prevention of colorectal neoplasia. Cancer Prev Res (Phila). Mar;4(3):354-64, 2011

・ Kubota M et al. Preventive effects of curcumin on the development of azoxymethane-induced colonic preneoplastic lesions in male C57BL/KsJ-db/db obese mice. Nutr Cancer.64(1),72-79, 2012

・ Patel KR et al. Clinical pharmacology of resveratrol and its metabolites in colorectal cancer patients. Cancer Res. 70:7392-7399,2010

・ Nguyen AV et al. Results of a phase I pilot clinical trial examining the effect of plant-derived resveratrol and grape powder on Wnt pathway target gene expression in colonic mucosa and colon cancer. Cancer Manag Res. Apr 3;1:25-37. 2009

・Brown VA et al. Repeat dose study of the cancer chemopreventive agent resveratrol in healthy volunteers: safety, pharmacokinetics, and effect on the insulin-like growth factor axis. Cancer Res. Nov 15.70(22):9003-9011. 2010
・Horinaka M et al. Luteolin induces apoptosis via death receptor 5 upregulation in human malignant tumor cells. Oncogene. Nov 3,24(48),7180-7189,2005
・Roth GS et al.Biomarkers of caloric restriction may predict longevity in humans. Science. Aug 2;297(5582),811,2002
・Levitt MD et al. H2 excretion after ingestion of complex carbohydrates. Gastroenterology.Feb;92(2):383-389,1987
・Brasnyó P et al. Resveratrol improves insulin sensitivity, reduces oxidative stress and activates the Akt pathway in type 2 diabetic patients. Br J Nutr. Aug;106(3):383-9. 2011
・Oka H et al. Association of low dietary vitamin K intake with radiographic knee osteoarthritis in the Japanese elderly population: dietary survey in a population-based cohort of the ROAD study. Nov;14(6):687-692, 2009
・Habu D et al. Role of vitamin K2 in the development of hepatocellular carcinoma in women with viral cirrhosis of the liver. JAMA. Jul 21;292(3):358-361,2004
・Akedo Y et al. Vitamin K2 modulates proliferation and function of osteoblastic cells in vitro. Biochem Biophys Res Commun. Sep 16;187(2):814-20,1992
・「納豆と骨折頻度」金木正夫、CLINICIAN 1995, No. 44454
・「人間らしく死ぬということ」山形謙二著（海竜社）
・近藤雅雄ら：農林水産省委託プロジェクト「ニュートリゲノミクスによる生体機能の網羅的評価」
・「ドライマウス」阪井丘芳著（医歯薬出版）
・日本抗加齢医学会総会、各種学術集会
・ANTI-AGING MEDICINE（メディカルレビュー社）
・アンチエイジング医学の基礎と臨床（メジカルビュー社）

この本は他たくさんの医学論文を参考に構成されています。

この作品は二〇一三年七月小社より刊行されたものです。

幻冬舎文庫

●最新刊
一〇三歳になってわかったこと
人生は一人でも面白い
篠田桃紅

「いつ死んでもいい」なんて嘘。生きているかぎり、人間は未完成。世界最高齢の現代美術家が、「百歳はこの世の治外法権」「どうしたら死は怖くなくなるのか」など、人生を独特の視点で解く。

●最新刊
明日この世を去るとしても、今日の花に水をあげなさい
樋野興夫

「たった2時間の命にも役割がある」「大切なものはゴミ箱にある」――3千人以上のがん患者、家族に生きる希望を与えた「がん哲学外来」創始者、心揺さぶる言葉の処方箋。

●最新刊
おかげさまで生きる
矢作直樹

やがて訪れる肉体の死の前に、今世の経験から学び、「おかげさま」の姿勢で自分の生を全うする。東大病院救急部のトップとして、たどりついた「人はなぜ生きるのか」の答えとは。

●最新刊
置かれた場所で咲きなさい
渡辺和子

置かれたところこそが、今のあなたの居場所。自らが咲く努力を忘れてはなりません。どうしても咲けないときは根を下へ下へと伸ばしましょう。心迷うすべての人へ向けた、国民的ベストセラー。

●最新刊
面倒だから、しよう
渡辺和子

小さなことこそ、心をこめて、ていねいに。この世に雑用はない。用を雑にしたときに、雑用は生まれる。〝置かれた場所で咲く〟ために、実践できる心のあり方、考え方。ベストセラー第2弾。

医者《いしゃ》が患者《かんじゃ》に教《おし》えない病気《びょうき》の真実《しんじつ》

江田証《えだあかし》

平成29年4月15日　初版発行

発行人――石原正康
編集人――袖山満一子
発行所――株式会社幻冬舎
〒151-0051東京都渋谷区千駄ヶ谷4-9-7
電話　03(5411)6222(営業)
　　　03(5411)6211(編集)
振替00120-8-767643

印刷・製本―図書印刷株式会社

装丁者――高橋雅之

幻冬舎文庫

ISBN978-4-344-42588-0　C0195　え-11-1

幻冬舎ホームページアドレス　http://www.gentosha.co.jp/
この本に関するご意見・ご感想をメールでお寄せいただく場合は、
comment@gentosha.co.jpまで。